听科学家讲我们身边的科技

香烟危害与戒烟技巧

孙学东　孙玉琴　编著

百万市民学科学——"江城科普读库"资助出版图书

科学出版社

北京

内 容 简 介

吸烟危害健康。烟草及烟雾中含有四千多种成分，其中大多数对人体有害。本书以分析香烟与烟雾中有害成分为主线，并以这些成分对身体健康损害为依据，劝告烟民戒烟。同时，书中介绍了多种科学的戒烟方法与措施，供戒烟者选择与使用，从而达到戒烟与维护健康的目标。

希望广大读者，尤其是吸烟的读者，通过本书对香烟危害引起高度重视，并体会到戒烟并不难，无烟生活更美好！

图书在版编目（CIP）数据

香烟危害与戒烟技巧/孙学东，孙玉琴编著. —北京：科学出版社，2020.7
（听科学家讲我们身边的科技）
ISBN 978-7-03-065559-2

I. ①香… II. ①孙…②孙… III. ①吸烟—关系—健康—普及读物②戒烟—普及读物 IV. ①R163.2-49

中国版本图书馆 CIP 数据核字（2020）第 107422 号

责任编辑：张颖兵 / 责任校对：高 嵘
责任印制：彭 超 / 装帧设计：苏 波

插画绘制：张 飞

科 学 出 版 社 出版
北京东黄城根北街 16 号
邮政编码：100717
http://www.sciencep.com

武汉首壹印务有限公司印刷
科学出版社发行 各地新华书店经销

*

开本：B5（720×1000）
2020 年 7 月第 一 版 印张：8 1/2
2020 年 7 月第一次印刷 字数：117 000
定价：**35.00 元**
（如有印装质量问题，我社负责调换）

"听科学家讲我们身边的科技"丛书编委会

为了您和您家人健康，为建设无烟中国、健康中国，及研中国做贡献！向为此作出努力的人们致敬！

洪昭光

二〇一九年元月廿日

序 言

　　世界卫生组织明确指出，吸烟对人类健康的危害是 21 世纪的重大公共卫生问题，要引起全人类的重视与关注。早在 2003 年该组织就制定了《世界卫生组织烟草控制框架公约》。我国是此公约的签约国，因此每一个公民都有义务做此公约的模范遵守者。但事实上，我国吸烟人数达 3.5 亿以上，而且吸烟者有低龄化趋向。这值得高度重视！

　　党的十九大报告提出要实施健康中国战略。这是全民共同奋斗的目标与美好的愿景！习近平主席在 2019 年新年贺词中讲到"一个流动的中国，充满了繁荣发展的活力。我们都在努力奔跑，我们都是追梦人。"相信大家都在努力追逐健康、成功、快乐的梦想。

　　吸烟危害人类身心健康是科学界的共识。孙学东教授等从分析烟草的有害成分入手，在数千种极其复杂的成分中选择了被医学家充分证实对人体健康危害极大的化学物质进行深入的剖析与阐述；并根据他从事医疗卫生工作近半个世纪的经历写成了《香烟危害与戒烟技巧》一书。书中用摆事实、讲道理与讲故事的方法，告诉吸烟者们"烟毒"是如何一步一步慢慢地蚕食吸烟者与被动吸烟者的健康，使其成为肺癌等重大疾病患者。该书同时告诉吸烟者，戒烟并不是件十分困难的事情，只要下决心，就一定会成功戒烟！

　　该书是一本让读者了解烟草及其制品对人体健康危害的科普读物。它深入浅出，将复杂的香烟有害成分分门别类地加以归纳与整理，具有充分的说服力与可信度。

　　该书是一本旨在维护人类健康的科普读物，其中列举了吸烟者、被动吸烟者受到"烟毒"危害后产生的各种损伤，包括神经系统、呼吸系统等人体各器官系统所受的损伤及产生的疾病。书中提出主动吸烟、被动吸烟、"二手烟"及"三手烟"都是人类健康的无形杀手，必须高度警惕。

该书是一本帮助某些吸烟者摆脱"因病返贫"的科普读物。众所周知，香烟是拿钱购买的危害健康的"奢侈品"。每个香烟盒上都印有"吸烟有害健康"的警示语，但吸烟者仍然要掏腰包购买它、吸食它。以一包普通香烟 8 元计算，每日一包，一个月消费 240 元左右，一年就约 2880 元。吸烟后轻则产生咽炎、气管炎、支气管炎等疾病，其治疗需要大笔费用；对于"老烟枪"就更惨了，可能患上肺癌之类的重大疾病，其健康损害与治疗费用可能会导致"因病致贫"或"因病返贫"。

该书对心理学、生理学、物理学、化学、中医学、药理学等相关学科中可用于戒烟的措施与方法进行了介绍与推荐，吸烟者可根据自己的条件从中选择。只要持之以恒地坚持下去，必然会收到戒烟效果。因此，这也是一本系统介绍戒烟知识的实用性科普读物。

该书号召读者抵制吸烟，禁烟与控烟从青少年抓起。这既符合国情，也是为"健康中国"与"美丽中国"建设贡献力量。期望该书能对广大读者的身体健康发挥应有的作用。

教授、博士生导师、高级心理咨询师　王增珍

2019 年国庆节

前　言

　　众所周知，吸烟有害健康，吸烟大大提高了肺癌等疾病的发病率。香烟燃烧所产生的烟雾中有四千多种成分，其中苯并芘、苯并蒽，亚硝胺、钋-210、镉、砷、β-萘胺等都有致癌作用，氰化物、邻甲酚、苯酚等都是促癌物质。然而香烟及燃烧的烟雾仍然弥漫在人们的四周，"香味杀手"还在无声无息地夺走吸烟者与被动吸烟者宝贵的健康甚至生命。全民应该共同努力消除之，以利健康中国与美丽中国的建设。

　　戒烟成功之路始于对烟草危害自身健康及他人健康的认识。在此基础上下定戒烟决心，再有步骤地付出行动，"工夫不负有心人"，戒烟就一定会成功！

　　为此，本书介绍当前可用于戒烟的多种方法与措施，包括运动、饮食、仪器、心理、药品、针灸及综合戒烟等，希望每个戒烟者都能从中找到适合自己的戒烟方法。

　　当前还要教育青少年远离烟草制品，保护青少年健康成长与发育是全社会的责任。为了中华民族的兴旺与国家的富强，为了子孙后代的幸福与安康，戒烟势在必行。

　　近期国家颁布了《国务院关于实施健康中国行动的意见》。其中第4项任务是"实施控烟行动"，要求推动个人和家庭充分了解吸烟和二手烟暴露的严重危害。

　　为健康中国的建设做出自己的贡献！这正是作者撰写此书的初心。

作　者

2019 年 8 月 15 日

目录

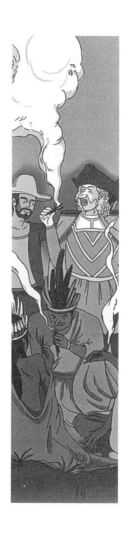

第一章

香烟的前世今生

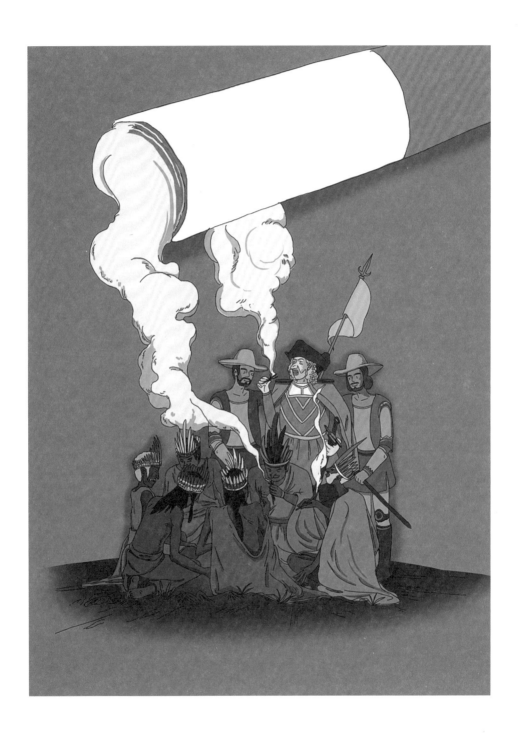

作为香烟原料的烟草是一种草本植物，最初只生长在美洲。当地土著人在生活实践中发现此类植物具有一些特殊的功能和作用，便开始利用。随着历史的变迁，烟草逐步传播到了世界各地。

在我国，烟草这一"舶来品"，起初只有少数人吸食，后因失去控制而渐渐蔓延扩展至神州各地。各个层次的人群中都不乏吸烟者。

起初因科技不发达，人们对烟草及其产生的危害性认识有限。随着医学家们在医疗实践中认识到了烟草及其燃烧产生的烟雾能导致各种疾病，许多人开始对烟草进行抵制。

一、古人对烟草的认识与态度

从古至今，不少人认为吸烟有损淳朴的民风，有伤风化，难登大雅之堂。我国是礼仪之邦，历来讲究个人的行为举止。吸烟者陶醉于自我享受之中，但其嘴衔火、鼻喷烟的神态，常不被他人赞赏或认同。

1. 古代学者对烟草的批判

清代学者袁枚曾感叹："烟草是何味？女子足小有何佳处？而举世趋之若狂……悲夫！"他将吸烟与女子缠足的畸形审美相并列，认为都是有害无益的，应该禁止。但遗憾的是仍有人对吸烟趋之若狂，悲夫！

陈琮《烟草谱》记载："汪有堂氏一生不吃烟，人问其故，对曰：'兰蕙至香，有烟而兰蕙不香，是夺其香也；屎溺最臭，有烟而屎溺不臭，是臭甚于屎溺也。奈何以清洁肠腑藏彼臭草？'……凡食烟者，宾朋宴会，云雾塞空，不特俯仰唾涕，恶态毕具，往往余灰未尽，延烧物件。"陈琮先生对烟草与吸烟者的描述与刻画真是"入木三分"。

这充分说明了古人认为吸烟是一种不良嗜好。陈琮认为吸烟有丧礼仪与人格，更会给社会带来难以预测的严重后果。"往往余灰未尽，延烧物件"这句话，还指明了许多火灾与吸烟有关。因而，陈琮的描绘与袁枚把吸烟同"女子缠足"相提并论，有着异曲同工之妙。

在许多不吸烟者看来，烟草及其制品对人有百害而无一益，烟头的余火未灭有时还会导致衣物损坏甚至引发火灾，严重时可造成森林大火。其危害之大是不言而喻的！

就今天看来，吸烟者无论男女，其行为仍不被大多数人所认可。现今的许多重要场合，吸烟被强行禁止。世界各国的青少年都受到远离烟草的教育。这也证明了古人批判烟草的正确性。

2. 中国古代医家对烟草的认识

明清两代的医药学家已观察到烟草对人体的毒副作用。如《滇南本草》中记载，烟草"令人烦乱，不省人事，……"。《本草汇言》记载"偶有食之，其气闭，闷昏如死，则非善物可知矣"。明代杰出医学家张景岳曾说"烟能散邪，亦必耗气"，从而得出"烟也损人"的结论。

3. 清朝皇帝曾下令禁烟

清朝最高统治者中，康熙皇帝是较早认为吸烟属于需要禁止的不良嗜好的人。

据李调元《淡墨录》（卷六）记载："上（康熙皇帝）南巡，驻跸德州，命侍卫传旨：朕平生不好酒，未能饮一斤，总是不用。最可恶的是用烟，诸臣在围场中，看我竟日曾用烟否？每见诸臣私行在巡抚帐房偷吃，真可厌恶。且是耗气的东西，不但我不吃烟，太祖、太宗、世祖以来都不吃烟，所以我最恶吃烟的人。"

可见康熙皇帝认识到了烟的害处，不仅个人不吸烟，也禁止其他人吸烟。事实上，对不吸烟者来说，扑面而来的烟雾会令人厌恶。因为古人虽不知道被动吸烟的害处，但至少会感到那不好的气味令人难受。

4. 日本统治者也曾禁止烟草

据《古书解读初探》记载：萨摩藩主岛津侯，初托葡萄牙人以烟草种子，并于 1595 年进贡给天皇，天皇非常宝贵之，种于御苑之中。后来逐渐普及，最初限于沿海港湾，尤其是长崎之南船场之处。日本名臣丰臣秀吉死，其子秀赖继之，吸烟之风益盛。

遂有德川家康颁布禁烟令于全国，但当时首都（即今日之京都）吸食风气，既极繁盛，虽是触法犯禁，一向无人顾及，故 1607 年（庆长十二年）与 1609 年（庆长十四年）更发严禁令，栽种烟草者，予以处罚。1612 年（庆长十七年）家康复有告：买卖烟草者，没收全部财产，捕得以马驮烟草者，一并赏以马匹。

然无论如何禁止，吸烟之风越来越盛。遂至将军之侍从（住于今日之东京）亦染此习。结果家康又发布严厉法令，若出征军人吸烟，没收全部财产。1616 年（元和二年）并发布同样法令，犯者加重罚金，但仍无效果，连天皇宫廷之内，亦有许多人吸烟。毕竟不独当禁烟者，耽迷斯习，即大地主之统治者、封建武士之上流阶级，及各地诸侯，亦皆加入烟草党。彼辈见禁令之不行，无不暗中发笑，于是 1625 年（宽永二年）遂有除稻田菜地外，皆许自由栽种烟草之命令，1639 年（宽永十六年），烟草与茶遂为招待来宾之日常礼节，盛行于日本上流社会矣。

二、烟草的发现与传播

1. 考古学家对烟草的认识

烟草是一种生命力极其旺盛、适应性强的植物。考古学家发现，人类尚处于原始社会时，烟草就已进入美洲居民的生活中了。那时人们在采集食物时，偶尔摘下烟草叶子放在嘴里咀嚼，发现此类植物叶子具有很强的刺激性，能起到恢复体力和提神醒脑的作用，于是便经常采此类植物叶子来咀嚼，时间长了便成了一种嗜好。

迄今关于吸烟的最早的考古证据是，在墨西哥南部恰帕斯州帕伦克的一座建于公元432年的神殿里的一幅浮雕。它是一幅半浮雕画，刻画着举行祭祖典礼时，有人用管吹烟和吸烟的情景，以及一个叼着长烟管烟袋的玛雅人，他的头部还裹着烟叶。

考古学家还在美国亚利桑那州北部印第安人居住过的洞穴中，发现了遗留的烟草和残留着烟灰的烟斗。据考证这些遗留物的年代大约在公元650年左右。

一些考古学家分析发现，3500年前的美洲居民便有了吸烟的习惯。随着美洲史的进一步发掘，烟草的历史也许会向印第安史更早的时期延伸。加上当今普遍栽种的红花烟草性喜温热，烟草源于热带美洲的观点就更具有了说服力。

2. 航海家对烟草的记载

1492年航海家哥伦布的探险船抵达古巴时，水手罗德里戈·德·赫雷斯（Rodrigo de Jerez）发现当地土著人围着火堆吸食燃烧一种植物冒出的烟。富有探险精神的德·赫雷斯与当地土人一起吸食并为此着迷。

西班牙航海家潘氏所著的《个人经历谈》中认为，印第安人是最早吸食烟草的人类。书中记载了1497年，潘氏跟随哥伦布第二次航海到西印度群岛时，发现当地人吸食烟草的行为与经历，其中描述了他发现印第安人吸食烟草的情景。

航海史学家裴南蒂斯·奥威图所著的《印第安通史》（1535年出版）中有这样的记载：在其他的邪恶的习惯里，印第安人有种特别有害的嗜好，便是去吸某一种烟草，以便产生不省人事的麻醉状态；他们的酋长使用一种"丫"形的管子，将有分叉的两端插入鼻孔，在管子的另一端装着燃烧的野草（烟草）；他们用这种办法吸烟，直到失去知觉，伸着四肢躺在地上像个酒醉酣睡的人一样……我很难想象，他们从这种习惯里究竟获得了什么快乐，除非在吸烟之前就已经是喝了酒。

3. 探险家对烟草的传播

1536 年 5 月，有个名叫嘉蒂的探险家经过长时间的探险，重新回到美洲，他见证了印第安人使用烟草的情形，他对烟草作了比潘氏记载更加详细的记述：他们（印第安人）把烟草放在太阳底下晒干，而后在脖子上挂上一个牛皮做的小袋子、一只中空的石头或者是木头，很像一支管子；他们高兴的时候，便把烟草揉成碎末安放在管子的一端，点上火在管子的另一端深深地吸吮，直到从他们的嘴和鼻孔里冒出烟气为止，就像烟囱里喷出来的烟一样；他们说这样做可以使他们保持温暖和健康。我们也曾经尝试过这种烟，把它放进我的嘴里，那种热辣的味儿，如同胡椒一样。

1558 年，航海水手们将烟草种子带回葡萄牙，随后传遍欧洲。

1612 年，英国殖民官员约翰·罗尔夫在弗吉尼亚的詹姆斯镇大面积种植烟草，并开始做烟草贸易。

4. 葡萄牙人将烟草传入日本

据《古书解读初探》记载：香烟烟草之输入日本，大概在 16 世纪末期，初为葡萄牙人，后为来自菲律宾的西班牙人所带入。1542 年（日本天文十一年），曾逮捕葡萄牙人数名，彼辈因暴风迷失方向，漂至日本岛西南端上陆。

葡萄牙人的到来可谓马可波罗以来，西方再度发现日本。因此，自印度而来的葡萄牙人，与日本盛行贸易，葡萄牙人无论为商贾或传教，皆受日本欢迎，其中以事实上脱离中央政权而独立的九州势力最盛之萨摩诸侯，尤尽礼仪之隆。当时葡萄牙商人与船夫带来烟叶，教九州居民吸食方法，日本书籍载之，今日尤有存者。所以 1595 年（文禄四年），吸烟之风扩至九州，乃是意中之事。唯当时日本人并未自己栽培烟草。

三、中国的吸烟概况

1. 烟草进入中国的历史

我国民众吸香烟的历史并不算太长。16 世纪中叶，西洋烟开始传入我国。当时国人不习惯吸这种烟，感觉头发晕，好像喝醉了酒，所以给烟取了个"干酒"的名字。但是这个冒烟的"干酒"，使人慢慢上瘾，以致四百多年来总有吸烟者欲罢不能。

晾晒烟传入中国，距今已有四百多年的历史。

黄花烟约在两百年前由俄罗斯传入我国北部地区种植。

1900 年台湾开始试种烤烟。

1910 年后相继在山东、河南、安徽、辽宁等地试种烤烟成功。

1937~1940 年开始在四川、贵州和云南试种烤烟，这些地区后来发展成为我国主产优质烟区。

20 世纪 50 年代中国引进了香料烟。

20 世纪 60 年代中国引进白肋烟，分别在浙江新昌、湖北建始试种成功。

2. 吸烟带来的不良习惯

据不完全统计，我国当前的吸烟人数为 3.5 亿，居世界各国之首。

中国是烤烟生产大国，80% 的烟民吸食的是烤烟型卷烟。

烤烟型卷烟与混合型卷烟相比，烟焦油含量高，有害物质多。特别是，一些高档烤烟型卷烟比普通烤烟型卷烟的烟焦油含量还要高，毒性更大。

很多烟民有一种习惯，拿起一支香烟，首先观察的是烟丝的颜色，看看是不是金黄色，由此判断卷烟产品质量的好坏。实际上，烟丝的颜色与卷烟内在的品质关系不大；相反，烟丝的颜色与烟焦油含量的高低和毒性大小有着直接的关系。

中国烟民的不良习惯很多，比如说，起床后未进早餐先吸一支烟，叫"清神"；进餐后伸手取出一支烟，大口抽吸起来，美其名曰"饭后一支烟，快活似神仙"；更有甚者，一边进食一边喝酒一边吸烟，自认为这样更有"风度"，殊不知这种吸烟方式是所有吸烟方式中危害最大的。真是"无知加剧了吸烟的危害！"

吸食自己种植的烟叶者往往不良习惯更多。吸食未经任何加工的烟叶会对口腔中的唾液腺产生强烈刺激，使得唾液分泌量增加。一些吸烟者会将唾液随地乱吐，这既不卫生，还会助长许多病原微生物的生长与繁殖。

3. 吸烟给国人带来的损害

二十多年来中国吸烟人数增加了一倍多。这使我国成为最大的卷烟销售市场，1991 年卷烟销量就占了世界总量的约 1/3。

有些烟民荒唐地认为，"吸烟"增加了税收，是为国家作贡献，为经济建设作贡献。科学家的研究结论与这一观点恰恰相反。科学家，尤其是医学家们认为吸烟燃烧的是金钱，损害的是身体。经济学家则认为香烟的税收远远不够支付因吸烟带来损害所产生的医疗费用。

据《中国日报》报道，我国香烟销售所得税收额，与医治吸烟疾病所投入的医疗费、人口死亡造成劳动力丧失及吸烟引发火灾损失相比，仅占后者的一半。

据《2007 年中国控制吸烟报告》显示，目前我国男性吸烟率高达57%。一个令人不安的数据是，我国男性医务人员和男性教师的吸烟率非常高，是世界上少数几个男医生的吸烟率超过 60% 的国家之一。

我国每年约有 100 万人死于与吸烟相关的疾病，如不控烟，预计到2050 年将增至每年 300 万人。吸烟是继高血压之后的第二号全球杀手，是肺癌的主要危险因素，也是肺癌发病率不断攀升的主要原因，还是心脑血管疾病、慢性阻塞性肺疾病等多种疾患的诱因之一。

人所共知，香烟之所以有害健康，是因为它含有尼古丁、烟焦油、重金属等许多有害成分。但烟民对这个"共识"却往往视而不见、听而不闻，仍我行我素。

当今世界已把吸烟同癌症、艾滋病一起列为危害人类健康的三大公害。这不是什么"危言耸听"，而是科学家与医学家们的共识。

4. 中国烟民的戒烟状况

吸烟不仅损害吸烟者自身的健康，吸烟时产生的二手烟也会给不吸烟者造成危害。被动吸烟还危害孕妇、胎儿、婴儿和儿童的健康。

调查表明，中国一半以上的吸烟者具有戒烟想法，17%的烟民迫切期望戒除对香烟的依赖。

目前的戒烟方法，有用药物治疗生理性依赖的，也有用心理支持方法治疗心理依赖的，还有行为疗法、针灸和中药治疗等其他方法。数据显示，单纯地自行戒烟的失败率约为90%~95%，有效的药物措施可使戒烟成功率倍增。

四、烟草的种类

1. 植物学家对烟草的分类

烟草属约有 60 个种，但被人们栽培利用的主要有两个。一个是普通烟草，又叫红花烟草，是一年生或有限多年生草本植物。这种烟草宜种植于较温暖地带。另一个是黄花烟草，又称菾烟草，是一年生草本植物。这种烟草耐寒能力较强，适宜在低温地区栽培。

此外，还有一种由智利人培育出的白花烟草，绿叶白花，十分美艳，只作为观赏花卉，一般不把它列在烟草的范围之内。

我国除北方栽培有少量黄花烟草外，所栽培的大部分是普通烟草

（红花烟草）。

2. 按照用途对烟草的分类

（1）晾晒烟。晾晒烟，俗称土烟，是最早传入我国的烟草品种。晾晒烟生产的区域较广，种植历史最悠久，几乎遍及全球。晾晒烟加工成烟制品的方法也较简单，一般是把已成熟的烟草，采摘扎把挂在屋檐下或其他空旷场所晾晒干燥后取其烟叶，用手工制成相当于现在的雪茄烟或烟丝，用简单的烟具抽吸。晾晒烟主要有两种生产消费方式：一种是烟民自种自吸，或有少量出售；另一种是对晾晒烟进行规模生产，用于制造烟制品，如制造雪茄烟、烟丝、鼻烟、嚼烟等。晾晒烟可少量搭配用于生产卷烟，但它辛辣味重，刺激性大，消费面较窄。种植品质上乘的烟叶品种可改进晾晒烟质量，使一些地方形成了各具特色的晾晒烟。

（2）烤烟。烤烟原产于美国弗吉尼亚州，国际上也称弗吉尼亚型烟为美烟。由于这种烟叶是在烤房内装上火管加温烘烤制成的，所以确切的名称叫"烤烟"。烤烟色泽金黄、光泽鲜明、味香醇和，是世界各国生产卷烟的主要原料。其产量约占全球烟草总产量的40%以上。烤烟型卷烟的主要原料为烤烟，其他类型的烟制品在生产中也需使用烤烟。烤烟的主要生产国有中国、美国、加拿大、印度、津巴布韦等。中国烤烟产量约占烟叶总产量的80%以上，产地主要集中在云南、河南、贵州、山东等省。

（3）白肋烟。白肋烟原产于美国，因叶片的茎、脉呈乳白色而得名。它属一种深褐色晾烟。种植白肋烟的国家有美国、日本、巴西等。我国于1956～1966年先后在山东、河南、安徽等省试种。进入20世纪80年代以来，又先后在湖北、重庆等地种植白肋烟，烟叶品质有所提高，已用于生产混合型卷烟。

（4）香料烟。香料烟叶主要产于土耳其、保加利亚、希腊、泰国等国，它是一种特殊品种，叶片很小，烟叶含有较多的芳香物质。香料烟是生产混合型卷烟的配方烟叶，在一些东欧国家常加大用量生产一种香料型卷烟。香料烟叶的产量较低，一般亩（1 亩≈666.67 平方米）产约40~50 千克，因而售价较高，只能少量使用生产混合型卷烟。这种烟叶在全球的生产量不大。

（5）雪茄烟。雪茄烟不是指卷制成一支一支的成品雪茄，而是指制造雪茄的原料烟叶。制作雪茄的原料烟叶要求很严，分为包叶烟、束叶烟和芯叶烟三种。其中要求最严的是包叶烟，要求叶片薄而轻，叶脉细，组织细密，弹力与张力强，颜色均匀而有光泽。这种包叶烟一般都要专门种植，最好是遮阴栽培，采摘后在房中晾干，属于晾烟中的一种。我国包叶烟的产地以四川为主，而以浙江桐乡所产质量最好。

（6）黄花烟。黄花烟与上述五种红花烟在植物分类上属不同的种，其植株比红花烟矮小，生长期短，耐寒力强，所以我国种植黄花烟的地区都在北方，其中著名者有兰州黄花烟（即兰州水烟）、东北蛤蟆、新疆伊犁莫合烟（又称马合烟）。黄花烟大多加工制成斗烟和水烟。

3. 现代"香烟"的由来

香烟，是烟草制品的一种，其制法种类与工艺五花八门。据说，"香烟"最初在土耳其一带流行，当地的人喜欢把烟丝用报纸卷起来吸食。克里米亚战争中，英国士兵从当时的奥斯曼帝国士兵中学会了吸食方法，之后传播到不同地方。

1880 年，詹姆士·本萨克发明了一种奇异的机器，可以把定量的碎烟叶置于定型管中卷成卷儿，然后用刀将其切成长约 85 毫米、直径10 毫米的圆条状，即烟卷。此后，詹姆士·杜克对这种机器进行了革新。19 世纪 80 年代中期，美洲香烟的产量大增。

吸食烟卷时，点燃其中一端，然后在另一端用嘴吸吮，借助火力使烟草燃烧而产生烟雾。烟雾进入呼吸道，其中的一些物质通过血液循环后送到身体相应部位并渗入组织与细胞中，产生一定的生化反应与生理效应及相关的毒副作用。

大部分的现代香烟之中并不单纯只有烟草。生产商通常在香烟内加入不同的添加剂，目的是控制烟丝的成分和质量、防腐、改变燃点，以及调整燃烧烟雾对吸食者所能产生的不同感觉。

有些香烟中加入了丁香，目的是令吸烟者的口腔及肺部出现轻度麻痹，从而产生轻微的快感。部分低价香烟中直接加入丁香的提取物。一些香烟的烟丝还经过很多的特别处理。

香烟在包装方面借鉴了瑞典的一种火柴包装，使香烟出现了盒式包装，进而发展到了现代化包装。1931 年，人们为了保鲜，在香烟的包装盒外加上了一层玻璃纸。

五、今人对烟草的认识与态度

1.《世界卫生组织烟草控制框架公约》对烟草危害的论述

经过全世界科学家、政治家及社会学家们的不懈努力，2003 年总部设在日内瓦的世界卫生组织制定了《世界卫生组织烟草控制框架公约》。该公约序言中指出："虑及国际社会关于烟草消费和接触烟草烟雾对全世界健康、社会、经济和环境造成的破坏性后果的关注，严重关注全世界，特别是发展中国家，卷烟和其他烟草制品消费和生产的增加，以及它对家庭、穷人和国家卫生系统造成的负担。

"认识到科学证据明确确定了烟草消费和接触烟草烟雾会造成死亡、疾病和残疾，以及接触烟草烟雾和以其他方式使用烟草制品与发生烟草相关疾病之间有一段时间间隔，还认识到卷烟和某些其他烟草制品经过精心加工，借以引起和维持对烟草的依赖，它们所含的许多化合物和它们所产生的烟雾具有药理活性、毒性、致突变性和致癌性，并且在主要国际疾病分类中将烟草依赖单独分类为一种疾病。

"承认存在着明确的科学证据，表明孕妇接触烟草烟雾是儿童健康和发育的不利条件，深切关注全世界的儿童和青少年吸烟和其他形式烟草消费的增加，特别是开始吸烟的年龄愈来愈小，震惊于全世界妇女和少女吸烟及其他形式烟草制品消费的增加……

"认识到需建立适宜的机制以应对有效地减少烟草需求战略所带来的长期社会和经济影响，铭记烟草控制规划可能在某些发展中国家和经济转轨国家造成的中、长期社会和经济困难，并认识到它们需要在国家制定的可持续发展战略的框架下获得技术和财政支持。"

我国是此文件的起草国与签约国之一，应坚决执行这个文件的规定与要求。目前，北京、上海、天津、重庆、武汉等城市都制定了相应的控烟法规，这受到了国际社会的好评与广大人民群众的支持与赞赏。

2. 欧美发现吸烟有害健康的过程

哥伦布手下的水手罗德里戈·德·赫雷斯回到欧洲后，烟草及吸烟的娱乐方式迅速在欧洲传开。他也被称作欧洲第一位烟民。

1560年，烟草还未完全流行开，法国驻葡萄牙大使让·尼科把烟草作为治疗疾病的药物寄回法国。他由此成了第一个把烟草当作药物的人。几百年后，化学家们终于揭示出烟草中所谓能治病的药物是有害物质，并取名为"尼古丁"。

1924年，美国《读者文摘》刊载了一篇文章，题目是《烟草损害人体健康吗？》。它被认为是世界上第一篇指出烟草有害人体健康的文章。随着这篇文章的刊载，烟草的神秘面纱逐步被揭开，人们开始思考烟草对人类的危害。

1927年，英国医生弗·伊·蒂尔登在医学杂志《柳叶刀》上撰文指出，他看到或听到的每一个肺癌病人都有吸烟史。因此他成为第一位撰文提出吸烟致癌的人。

1986年，美国卫生官员西·埃弗里特·库普提出：生活在烟雾中的不吸烟的人，面临严重的健康危险。他是第一位提出被动吸烟会危害健康的人。

3. 香烟的三种危害形式

（1）"主流烟"的危害。吸烟者吸吮点燃的香烟，让烟雾弥漫进入自己的呼吸系统，这种被吸烟者吸入的烟雾为"主流烟"。"主流烟"包括香烟燃烧所产生的各种化合物与混合物，其中大多数物质对人体健康有损害，被吸收进入组织和细胞后会产生各种毒副作用。

（2）"二手烟"的危害。人们习惯将亲口吸烟者称为烟民，他们吸的烟雾自然是"一手烟"，相对而言非烟民被动吸入的烟雾即为"二手烟"。烟草燃烧所产生的烟雾会充满吸烟的场所，在室内点燃香烟时随着烟雾释放出来的各种物质也会扩散进空气中。生活、工作在此环境中的不吸烟者的自主呼吸就成为被动吸烟。"二手烟"的毒害性及对被动吸烟者健康所产生的损害程度与持续被动吸入烟雾的时间成正比。"二手烟"造成严重的室内空气污染，具有广泛的危害性，是全球重大公共卫生问题，也是导致被动吸烟者健康受损的原因之一。这也正是近年来国家及各地方政府"禁止在公共场所吸烟"的科学依据。

（3）"三手烟"的危害。"三手烟"是指烟民"吞云吐雾"产生的烟雾弥漫后，残留在衣服、墙壁、地毯、家具甚至头发和皮肤等上的有害物质。这些有害的残留物质在相当长的一个阶段里会缓慢释放到空气中，危害后来进入这个环境的人群。美国能源部下属的劳伦斯伯克利国家实验室的研究人员发现，这些烟草中的残留物可存在几天、几周甚至数月。他们首次评估了室内环境下尼古丁接触空气中常见物质后的反应，发现尼古丁与常见空气污染物亚硝酸反应后可形成强大的致癌物。因此，"三手烟"的危害作用应更加引起社会的重视。

4. 科学界对香烟的认识与评议

为什么各类文献资料对香烟危害的报道不一致？这可能是由于科

学家所使用的实验方法不相同，测定的仪器设备不同，得出的结论也就不完全相同。但科学实验的结果有一点是共同的：香烟中含有数千种成分，在其燃烧时又会生成一些新的成分……其中许多成分对人体健康是有害的。

香烟及其燃烧后的烟雾中究竟有多少种成分？有害成分有多少？目前较为一致的看法是香烟烟雾含四千余种物质，其中近百种有害人体健康，是致癌或促癌物质。近百年来，科学家们终于揭示出烟草中被误认为能治病的成分，例如尼古丁等是有害物质，对人体健康的损害远远超过它的某些"治疗作用"。

香烟烟雾中的有害物质，主要包括一氧化碳、尼古丁等生物碱、胺类、腈类、醇类、酚类、烷烃、烯烃、羰基化合物、氮氧化物、多环芳烃、杂环化合物、重金属元素、农药残留物质等。除烟草本身外，在制成卷烟的过程中，要在原料中加入一些可可、丁香、甘草、糖、甘油、乙二醇等来调味、湿润、产香、助燃等。这些添加剂虽然本身无害，但在燃烧过程中却产生了化学变化，演变出一些有害物质。

例如，在小鼠背部涂上可可燃烧后产生的烟油，就会使其长出皮肤瘤。甘草中的甘草酸燃烧后与其他成分化合，可生成有致癌作用的多环芳烃。糖与烟草一起燃烧后增加了烟焦油量，而糖燃烧后的产物是烟雾中的重要致癌物。甘油和乙二醇燃烧后的产物，不但可能使吸烟者患膀胱癌，而且所产生的丙烯醛可抑制气管和纤毛分泌物经呼吸道排出体外，从而增加吸烟者患气管炎和肺气肿的概率，并使患有这两种病的患者病情加重。

吸烟时，香烟烟雾大部分会吸入肺部，还有小部分会与唾液一起进入消化道。吸烟过程中生成的烟焦油，随烟流进入吸烟者的呼吸道，被呼吸道吸收的量与吸烟习惯有极密切关系。在一次深吸烟（猛吸一口）中，约有90%以上的气溶胶微粒被带到肺中。如在吸烟后屏气5秒，可有 82% 的微粒滞留在肺中；屏气 30 秒，微粒滞留率可高达 93%。

香烟烟雾中的有害物质部分停留在肺部，部分通过血液循环流向全身，进入各系统、器官与组织中。其中的致癌物质与促癌物质协同作用，损伤正常细胞，可导致癌症发生。

香烟对人体健康危害的机理包括：①醛类、氮氧化物、烯烃类等对呼吸道黏膜产生炎症刺激；②腈类、胺类、重金属元素等对细胞产生毒性作用；③尼古丁等生物碱对人产生成瘾作用；④多环芳烃的苯并芘以及镉、二甲基亚硝胺、β-萘胺等对人体具有致癌作用；⑤酚类化合物对人体具有促癌作用；⑥一氧化碳使红细胞失去携氧能力。

5. 经济学家对香烟的看法

有经济学专家研究指出，尽管烟草利税巨大，然而总体上仍然得不偿失，香烟的危害会带来严重的经济与社会问题。

北京大学研究者曾以 2005 年的数据做过测算，2005 年烟草工商税收合计约为 2000 多亿元。但因吸烟导致疾病的直接成本和间接成本总和为 2275.48 亿~2870.71 亿元，占 2005 年国内生产总值（GDP）的 1.21%~1.53%。因而烟草致病带来的经济损失不仅抵消了烟草利税收益，还大大超过了烟草利税收益。

经济学家们指出，现在，我们必须限制乃至放弃烟草业这样的"黑猫"，转而大力发展"绿猫"，这才有利于人民健康与健康中国建设。这个"绿猫"就是健康产业和健康友好型产业，前者如健康保险业、健康管理业等，后者如体育产业、健康食品业等。"围绕健康形成新的产业形态和产业链，同时坚决限制健康危害型产业发展。这是政府之责！这种转变必须到来。"

学者们还建议将控烟纳入国家总体规划中来，而不仅仅在卫生专项规划中明确。作为烟草的最大生产国和消费国，中国控烟成败关系世界控烟成败。

6. "世界无烟日"的由来

1987 年 11 月，世界卫生组织建议将每年的 4 月 7 日定为"世界无烟日"，并于 1988 年开始执行。但因 4 月 7 日是世界卫生组织成立的纪念日，每年的这一天世界卫生组织都要提出一项保健要求的主题，为了不干扰其卫生主题的提出，世界卫生组织决定从 1989 年起将每年的 5 月 31 日定为世界无烟日。

世界无烟日的意义是宣扬不吸烟的理念，每年皆会有一个中心主题，表达在该年人们关于烟草和不吸烟方面特别值得关注的话题。大多数国家和地区都会积极响应世界无烟日，在当日举办多种多样的活动。

开展无烟日活动旨在提醒世人吸烟有害健康，呼吁全世界吸烟者主动放弃吸烟，号召所有烟草生产者、销售者和整个国际社会一起行动，投身到反吸烟运动中去，为人类健康创造一个无烟草的环境。

2018 年 5 月 31 日是第 30 个世界无烟日，这一年的活动主题是"无烟、健康、发展"。这是人类共同的愿景！

7. 千差万别的控烟措施

（1）劝导型。宣传吸烟的危害，瑞典采用的是"温情攻势"：女性杂志上称，现代择偶标准之一就是找一个不吸烟的男士；而男士读物上则写着，小心吸烟的女友过早衰老。加拿大则"乘虚而入"，从吸烟病人的病情入手宣传教育。该国研究发现，心脏病患者在住院期间，如能接受戒烟辅导疗程，戒烟成功率明显提高。中国也是通过宣传劝导不吸烟与戒烟的国家之一。

（2）惩罚型。法国政府从 2008 年 1 月 1 日起，把博物馆、学校、火车站、机场、办公室、公共场所以及密封空间等列入严禁吸烟的地方。为了落实禁烟条例，政府在全国范围布下了 17.5 万名"香烟警察"。这些"香烟警察"被派上街头巡逻，一旦发现有人违反禁烟令，有权对违反者处以最低 30 欧元，最高 200 欧元的罚款。西班牙对违法吸烟行为按轻重等级，处以 30 欧元到 60 万欧元不等的罚款。墨西哥城对违法吸烟的个人处以 50～150 美元不等的罚款，惯犯还会被监禁 36 小时。新加坡对违法吸烟者最高罚款 2000 新加坡元，在公共场所扔一个烟头罚款 500 新加坡元或受鞭刑。

（3）恐吓型。在烟盒上印制健康警示性语句和图片，被认为是减少吸烟人数的有效手段之一。新西兰法律规定，从 2008 年起，所有在新西兰生产并销售的香烟，外包装上必须印刷 13 款健康警示性图片及警示语，内容有看起来令人作呕的腐烂牙齿和牙龈、熏黑的肺部等。泰国规定，烟盒必须用一半的面积印上统一的警示性画面，内容分别有一个被熏黑了的肺、一副黄黄的参差不齐的牙齿、一个插满管子的病体，还有一个喷云吐雾的骷髅。

（4）奖励型。对于想戒烟的吸烟者，法国国家保健制度将补给 1/3 的戒烟费用，每年最多可达 50 欧元，这部分钱归入疾病保险。英国苏格兰邓迪市为鼓励市民戒烟，为戒烟者每周提供 12.5 英镑的补贴。

（5）禁止型。2004 年，不丹通过全面禁烟法案，成为世界上第一个，也是唯一一个全面禁烟的国家。不丹全国禁止销售各种烟草，所有公共场所都禁止吸烟。对于进入该国的外国"烟民"，想要吸烟必须付出高昂的代价：个人携带烟草进入不丹境内要被课以 100% 的关税。

8. 吸烟率的变化

世界卫生组织称，吸烟是重大的公共卫生问题，要全世界给予足够重视，严格控制。

中国流传着一句俗语"饭后一支烟，快活似神仙"。几个世纪以来，人类在"烟文化"的熏陶下，"烟"似乎成为具有男人魅力的象征之一。随着工业文明的推动，物质丰富的同时，生活与工作的压力越来越大，许多女性对吸烟也趋之若鹜。人们仿佛在"烟气"中寻找到了一丝解脱，当他们意识到其实"烟"的危害非常大，正一步步地吞噬着自身健康时，却往往难以摆脱香烟的诱惑。

值得注意的是，吸烟率在发达国家正在迅速降低。例如美国、加拿大和瑞典的吸烟率每年以 1.5 个百分点的速度递减。英国成年男性公民，10 年里吸烟率由 50% 降至 30%。与之相反的是，发展中国家的吸烟率却每年递增 2 个百分点。我国有些人群还超过了 2 个百分点。

有一位西方制造香烟的巨头曾说，我们生产香烟，但我们并不吸烟，香烟是为无知者准备的。为此，他们生产大量香烟出口到国外，既赚取了大量金钱，又毒害了大量无知的吸烟者。

9. 中国的城市控烟工作取得一定成效

我国一贯尽力控制烟草及香烟，各大中城市基本上都有地方性的控烟条例，划定了禁止吸烟的场所，并且鼓励争创无烟医院、无烟影院、无烟商场、无烟车站等无烟单位。例如，同济医科大学（现华中科技大学同济医学院）早在 20 世纪末就率先成立了"戒烟协会"并建成"无烟大学"，多次获得上级肯定与相关奖项。

以武汉市为例，市政府曾多次修改地方性禁烟条例，一次比一次严格地控制吸烟。2019 年 7 月 30 日，武汉市第十四届人大常委会第二十三次会议通过《武汉市控制吸烟条例》，要求室内公共场所全面禁烟，经营者、管理者应当指定控制吸烟监督员，对不听劝阻的吸烟者最高罚款 500 元。

除颁布禁烟条例外，政府还成立了"控烟检查专班"，扎扎实实地开展禁烟工作。《武汉晚报》报道，2018 年 7 月 27 日前，所有党政机关都接受了市控烟检查专班的明察暗访。7 月 30 日，市控烟检查专班突杀"回马枪"，暗访了市档案局、市总工会。从随机抽查情况看，党政机关控烟专项行动成效明显，总体情况不错，但也发现控烟死角。

六、香烟危害的综合概括

1. 多方面的香烟危害

（1）对呼吸道黏膜产生炎症刺激。因为香烟烟雾首先经过口腔与呼吸道进入体内，所以口腔与呼吸系统是人体在吸烟过程中首当其冲的受害部位。

（2）对细胞产生毒性作用。烟毒进入人体后通过血液循环与各类细胞接触，通过细胞膜进入细胞质与细胞核，损伤细胞结构，并产生变异。

（3）具有致癌作用。烟毒致癌作用是医学家们的共识，肺癌发病率占我国癌症发病率的首位，与烟民数量极大和被动吸烟者众多有显著相关性。除肺癌之外，膀胱癌等其他一些癌症的发生也与吸烟相关。

（4）对人体具有促癌作用。促癌作用是指某些烟毒对原有癌症的发展与恶化有一定的促进作用，以及对治疗后癌症的复发产生促发作用。

（5）影响治疗癌症药物的疗效。某些烟毒成分可以抵消治疗癌症药品的作用。这一点上，大量的体外实验与体内观测结果基本一致。

（6）使红细胞失去荷氧能力。红细胞的生理功能就是携带与输送氧气给组织与细胞。吸烟过程中，一氧化碳与红细胞结合形成碳氧血红蛋白，使其失去了携带氧气的功能，而造成内源性缺氧。

（7）影响青少年的正常发育与成长。青少年时期是长身体与增智慧的最佳时期，烟毒的作用会严重影响青少年的正常发育与成长。

（8）影响精子与卵子的质量及胚胎的正常发育。西方医学家研究发现周末年轻男女常吸烟与饮酒较多，此时怀孕所生育的孩子被称为"周末儿童"，常发育较差、智力低下。这从一个侧面反映出烟毒对生殖细胞的影响是很大的。

（9）具有成瘾作用。众所周知吸烟有害无益，但为什么戒烟却困难重重呢？这是由尼古丁等生物碱产生的毒害——成瘾性、依赖性、习惯性等造成的。

（10）污染环境与降低空气质量。众所周知，烟雾弥漫会造成室内空气污染，会对环境与空气质量造成影响。吸烟是不能忽视的环境污染因素之一。

（11）吸烟烟雾给现代化交通工具，如高铁、飞机等的安全运行带来严重影响，甚至导致重大交通事故与人身财产损失。

（12）吸烟者偶尔将未完全熄灭的烟头随地乱扔也是常见的现象。这轻则继续污染环境，重则引发火灾，给人民生命财产带来巨大的损失。

总之，吸烟有百害而无一利，应该成为全社会的广泛共识。

2. 对口腔的危害

俗话说"病从口入"，吸烟应该说是最典型的例子，因为不论何种香烟都是通过口腔吸吮进入体内的，所以口腔是首当其冲的受害器官。

（1）口臭。"口气"是指从口腔或其他充满空气的空腔，如鼻孔、鼻窦、咽、喉等处散发出的气味。吸烟者发出的口气是具有特殊烟臭气的口气。口腔内微生物对口腔中残留物的分解产物以及消化道滞留物质产生的挥发性硫化物等异味物质经口腔排出，是导致口臭的主要原因。据资料介绍，80% ~ 90% 的口臭来源于口腔。有研究证实吸烟可以使口腔中挥发性硫化物含量明显升高，并且大量吸烟还会形成"毛舌"使食物残渣滞留，唾液分泌减少而加剧口臭。吸烟者本人由于长期吸烟，自己不会闻到这种令他人难以忍受的"烟臭气味"，这严重影响了人们的社会交往和心理健康。

（2）牙齿着色。吸烟会使大量烟焦油沉积于牙齿表面，形成烟斑，导致所谓的"烟屎牙"——黄色或褐色牙。正常牙齿表面由白色的珐琅质覆盖，一口整齐的牙齿本是自然美的象征。但吸烟者往往使牙齿染上烟斑，特别是下前牙的舌侧牙颈部，刷牙也不易刷掉，每当张嘴一笑就会露出黑乎乎的牙齿。在社交场合,这种尴尬局面很难挽回,吸烟者常给初次见面者留下难以改变的不良印象。

(3)牙周病。牙周病是指发生在牙周支持组织的各种疾病,是人类最古老、最普遍的疾病之一。目前,牙周病主要包括牙龈病和牙周炎两大类,前者只发生在牙龈组织,而后者则是累及四种牙周支持组织(牙龈、牙周膜、牙槽骨和牙骨质)的慢性感染性疾病。牙周病往往引发牙周支持组织的炎性破坏,其主要临床表现是牙龈炎症、出血、牙周袋形成、牙槽骨吸收、牙槽骨密度降低、牙齿松动与移位、咀嚼无力,严重者牙齿可自行脱落或者导致牙齿的拔除。许多研究都证明吸烟与牙周病的发生、发展有密切的关系。吸烟者较非吸烟者牙周病的患病率高、病情重,而且烟龄越长,每天吸烟的量越多,牙周病越严重。有统计资料介绍,吸烟10年者患牙周病的概率是不吸烟者的1.3倍,当吸烟16~20年时这一比例增大为8倍。瑞典的科学家证实:在严重的牙周病患者之中,吸烟者比不吸烟者平均多缺失两颗牙。吸烟虽然不是牙周病的根本原因,却是重要的诱因之一。

(4)口腔黏膜白斑。口腔白斑病是口腔科临床上一种较常见的疾病,表现为口腔黏膜上擦不掉的白色斑块,属于癌前病变,有转变成口腔鳞癌的潜在可能。一般的良性白斑仅表现为黏膜粗糙、刺激性疼痛等不适感,戒烟后症状可相应消退。流行病学调查显示,白斑病的发病率与吸烟史的长短及吸烟量呈正比关系。香烟制品种类的不同与白斑病发病率高低亦有关联,其由高到低的顺序是旱烟>纸烟>水烟。国内学者用香烟的烟雾刺激或烟丝提取液直接涂布于动物黏膜上均可制备出白斑病的动物模型,证实了吸烟与白斑病发病关系密切。

(5)口腔癌。口腔癌是发生在口腔的恶性肿瘤的总称,是6种常见的癌症之一。2005年第三次全国口腔健康调查结果显示,口腔癌及癌前病变发生率在35~44岁年龄组为17/10万,65~74岁年龄组为

27/10万。口腔癌患者大多有长期吸烟、饮酒史，而不吸烟又不饮酒者中口腔癌较少见。根据临床统计，在口腔癌的患者中，90% 为吸烟者，其中男性吸烟者的患癌率是不吸烟者的 4 倍，女性则为 9 倍之多。大量的流行病学研究已经证实吸烟与口腔癌密切相关，吸烟人群中口腔癌的发病率及病死率比不吸烟者要高 2～3 倍。此外，吸烟可以加重再次发生口腔癌的危险性。口腔癌治愈后继续吸烟者 40% 可发生第二次口腔癌，而治愈后戒烟者的这一比例仅为 6%，非吸烟者口腔癌治疗后的 5年生存率明显高于吸烟患者。还有研究证实，吸烟和饮酒对口腔癌的发生有协同作用，如果有烟酒嗜好，吸烟饮酒协同作用使口腔癌的患病风险成倍增加。

3. 对咽喉的影响

吸烟对咽喉部的黏膜产生长期慢性刺激性反应，导致组织学上病理性变化，此种病理改变会引起这个部位发生恶性肿瘤的机会增加。有学者通过动物实验研究香烟烟雾对咽部黏膜的影响，咽部黏膜的病理改变可表现为咽喉炎或声带充血、声带小结引起的声音嘶哑。

吸烟者喉癌发病率较不吸烟者高十几倍，这可能与烟雾中的 β-萘胺有关。另外，吸烟时间长了会在咽喉部内壁产生烟焦油沉积，影响声带功能发挥。若是边唱歌边吸烟危害更大，因为声带表层有保护声带的保护层，而吸烟产生高温及烟雾会破坏这层保护层，时间长了声带发干，音色也会变差。这也是为什么绝大多数演员与艺人不吸烟与不喝酒的原因。

4. 对气管与支气管的危害

气管与支气管是人体呼吸系统的重要组成部分，香烟烟雾从口腔吸入后，必须经过气管与支气管才能进入肺部。在狭长的呼吸道中，气管与支气管的黏膜结构极其复杂，其中丰富的皱襞与血管，具有较强的吸引与吸收物质的能力，尤其是对气体类的物质吸收力更强。

香烟烟雾中的有害物质会破坏气管与支气管上皮绒毛的功能,使分泌物增加或形成痰液刺激,使气管与支气管黏膜发生慢性病变,而长期的病理性组织学上的变化会导致癌症的发生。研究资料表明,吸烟的人与不吸烟的人相比较,慢性呼吸道炎症的发病率增加 1~7 倍。

慢性支气管炎是由于感染或非感染因素引起气管、支气管黏膜及其周围组织的慢性非特异性炎症。其病理特点是支气管腺体增生、黏液分泌增多。吸烟者都表现为缓慢起病,病程长,反复急性发作而病情加重。慢性支气管炎的主要症状为咳嗽、咳痰,或伴有喘息。疾病进展又可并发阻塞性肺气肿、肺源性心脏病,严重影响患者的健康和劳动能力。

5. 对肺脏的危害

肺脏是由肺泡与细支气管与毛细支气管组织形成的。肺泡壁极薄,具有良好的通透性能。肺泡中有极其丰富的毛细血管。细支气管与毛细支气管的结构与支气管结构相似,也具有极强的吸收物质的功能。

烟草烟雾中的烟焦油沉积在肺脏的肺泡与绒毛上,破坏了肺泡与绒毛的功能,使分泌物增加,使肺泡发生慢性病变,导致肺气肿、肺心病、肺癌等严重疾病的发生。有统计资料表明,吸烟者 60 岁以后患肺部疾病的比例为 74%;而不吸烟的人 60 岁以后患肺部疾病的比例仅为 4%,这是一个触目惊心的数字!

吸烟还是哮喘与肺炎的诱因,早期多无异常表现与体征。急性发作期可在背部或双肺底听到干、湿啰音,咳嗽后可减少或消失。如合并哮喘可闻及广泛哮鸣音并伴呼气期延长。

每支烟燃烧时释放出数千种化学物质,几十亿个颗粒,其中含有尼古丁、其他生物碱、一氧化碳、烟焦油、氨、苯等多种致癌物质。长期吸烟的人,烟毒会滞留在肺部,对肺部造成严重的伤害。吸烟让肺组织上布满烟尘,日积月累,原本健康的肺会不堪重负,组织变化而产生增生与癌变。

肺癌总与香烟为伴，随着烟草摄入量的增加，肺癌的发病率也会明显升高。而且患上肺癌后，吸烟者的死亡风险也远远高于不吸烟者。具体说来，男性吸烟者的肺癌病死率是不吸烟者的 8~20 倍。特别是每天超过 20 支烟，烟龄超过 20 年以上的烟民更应提高警惕。因此预防肺癌务必早戒烟。

研究指出，烟叶烟雾中的多环芳烃类化合物，需经多环芳烃类化合物羟化酶代谢作用后才具有细胞毒和诱发突变作用。在吸烟者体内该羟化酶浓度较不吸烟者为高。吸烟可降低人体自然杀伤细胞的活性，从而削弱机体对肿瘤细胞生长的监视、杀伤和清除功能，这就进一步解释了吸烟是多种癌症，尤其是肺癌发生的高危因素。

吸烟致癌已获公认。流行病学调查表明，吸烟是肺癌的重要致病因素之一，特别是鳞状上皮细胞癌和小细胞未分化癌。吸烟者患肺癌的危险性是不吸烟者的 13 倍，如果每日吸烟在 35 支以上，则其危险性比不吸烟者高 45 倍。约 85% 的肺癌死亡病例与吸烟有关。吸烟者如同时接触化学性致癌物质（如石棉、镍和砷等）则发生肺癌的危险性将更高。

吸烟的人和不吸烟的人相比较，肺癌发病率增加 10~50 倍。烟草燃烧过程中可释放出 60 多种致癌物质，其中多环芳烃类化合物、砷、苯及亚硝胺等，与肺癌的发生关系密切。这些有害物质可通过不同的机制，导致支气管与细支气管上皮细胞的损害，进而促发癌变。

我国每年约有 60 万人死于肺癌，肺癌已经成为累计危险性最高的癌症。在湖北省肿瘤协会的报告中，肺癌发病数量占男性肿瘤发病数量的第一位。全国的情况也基本与此一致。如何防控恶性肿瘤，已成为全社会迫在眉睫的难题。要解决这个难题，首都医科大学宣武医院胸外科的答案是"戒烟"！医学家认为，吸烟是肺癌发病的第一元凶，超过八成的肺癌病例与吸烟相关。有两个数字能说明肺癌是国人生命最大的威胁：肺癌患者 5 年生存率仅 10%；80% 的肺癌患者在确诊时已经失去手术治疗的机会!

6. 对心血管系统的危害

医学资料显示,香烟烟雾中的一氧化碳可使血管硬化。因为一氧化碳同血红蛋白的结合力比氧大 250 倍左右,形成的碳氧血红蛋白,可减少血红蛋白的带氧能力。这就导致了动脉内壁水肿,妨碍血液流动,为胆固醇的沉积提供了条件,日积月累便导致了动脉硬化。

尼古丁能使体内组织释放出儿茶酚胺,造成心跳加快,血压升高。这样不但可以导致高血压,而且由于心跳加快、血液排出量大,容易产生心肌缺氧。加之吸烟使心脏的冠状动脉血管收缩,导致供给心脏自身的血量减少或阻塞,造成心肌梗死,引起冠心病发作。冠心病的发病率随着吸烟量的增加而增多。吸烟者与不吸烟者相比较,冠心病发病率增加 1～3 倍。

60 岁以下死于冠心病的人多数吸烟。同肺癌一样,冠心病的病死率随着戒烟而减少。戒烟后 1 年即显著下降,10～20 年后同不吸烟者近似。虽然冠心病的病死率低于肺癌,但是冠心病比肺癌多见,50 岁以下的男性因冠心病而猝死者主要是与吸烟有关。

7. 对消化系统的影响

消化系统是指从口腔开始,直至肛门的消化道全部器官。吸烟对消化系统极为有害。香烟烟雾所带来的有害物质的沉积和腐蚀,能引起口腔、食管和胃肠道的慢性炎症和溃疡,使消化系统的防御功能和代偿能力受到损害,引起消化系统疾病的发病率上升,促使原有疾病加重。吸烟者的胃和十二指肠溃疡发病率为不吸烟者的两倍。

8. 对骨骼系统的危害

香烟中含数十种对骨骼系统有影响的化学物质,主要是尼古丁、苯和烟焦油。这些有害物质广泛抑制促进毛细血管再生和成骨细胞分化的各种细胞因子的活性,增加骨折风险,降低雌激素效应,以及对抗维生素 C 和维生素 E 的抗氧化效应。尼古丁可引起骨骼周围血管收缩，组织缺氧，而抑制成骨细胞活性，降低骨瓣的再血管化，对抗骨愈合过程。

　　吸烟会降低骨矿物质的密度，减少钙吸收。吸烟对抗维生素 C 和维生素 E 的作用，会增加骨折的风险，这也使骨折愈合过程中出现各种并发症，如感染、骨髓炎的概率增加 2 倍以上，从而延长骨折愈合时间，增加皮瓣手术失败的风险。有人比较一组低能量胫腓骨骨折，吸烟组并发症发生率是非吸烟组的 4.1 倍。

　　骨折愈合需要良好血液供给和充足供氧，一氧化碳对组织缺氧起重要作用，所以吸烟延迟骨愈合非常明显，因此先戒烟再手术是治疗骨折的重要步骤，特别是长期重度吸烟者戒烟后的治疗效果非常明显。

　　有研究资料指出，一组 811 例髋、膝关节置换的病人，吸烟者并发症发生率是非吸烟者的 2 倍。吸烟尤其是手术后肺部并发症的重要风险因子，导致吸烟者比不吸烟者手术后死亡率升高。这些人麻醉时间、手术时间和住院时间都长，花费高。

　　吸烟与颈部及腰背部疼痛有明显相关性，尤其是在年少就吸烟者中。吸烟与非吸烟者疼痛的症状基本一样，但是吸烟者疼痛更加剧烈、持续时间更长，而且身体和精神健康状态更差。吸烟也是椎间盘突出的强烈风险因子，咳嗽就能加重椎间盘突出。另外吸烟会引起髓核营养、pH 值和矿物质含量变化。脊柱外科专家研究吸烟与脊柱融合关系得出的结论：非吸烟者融合成功率 80% ~ 85%，吸烟者仅 73%；非吸烟者 70% 重返工作岗位，而吸烟者仅一半。吸烟者融合较差的病理基础是因为尼古丁抑制毛细血管形成和成骨细胞分化。

　　由于尼古丁影响骨关节内细胞合成黏多糖和胶原的活性，特发性股骨头坏死、幼年畸形性骨软骨炎等疾病均与吸烟有关。

9. 对神经系统的危害

　　烟草中的尼古丁通过口腔黏膜与肺脏进入血液循环，扩散到全身。

尼古丁进入大脑之后能模仿乙酰胆碱这种中枢神经递质的作用，同许多神经元表面的尼古丁受体结合在一起。尼古丁对中枢神经系统具有刺激作用，在"奖赏回路"方面的作用尤为明显。它能通过激活相关神经元来释放更多的多巴胺，而烟草中所含的哈尔明则能通过抑制分解酶的活动，使神经突触内的多巴胺、血清素和去甲肾上腺素保持在高浓度水平。烟草可导致恶心、眩晕、头痛。

经常吸烟会使大脑中的尼古丁含量始终处于很高水平。神经元受体对尼古丁越来越不敏感，对多巴胺释放的刺激作用的反应也出现减弱，原来的吸烟量再也不能满足吸烟者的快感需要，吸烟者由此对尼古丁产生耐受性而增加吸烟次数和吸烟量。当吸烟者停止吸烟数小时（睡眠时间）后，体内尼古丁含量出现下降，神经元受体变得异常敏感，此时乙酰胆碱的活性超出正常水平，使吸烟者变得烦躁，并很想吸烟。这时候如果能够吸一支烟就可以过度刺激神经元受体，并促使多巴胺大量释放。通过这一现象，人们可以明白为什么每天的第一支烟能给"老烟枪"带来莫大的快感，吸烟者也因此陷入烟瘾增强的恶性循环。

10. 对肾脏的影响

吸烟会增加血液的凝聚性、血液黏稠度，使纤维蛋白原水平升高，增强血小板的聚集性。烟草中的烟焦油等成分能引起全身血管收缩，使血压上升。长期吸烟，会引起高血压，导致肾小球与肾小管病变，持续发展下去可出现严重病变，甚至发生肾功能衰竭。

人们都知道肾功能衰竭的发生与人们日常生活中的不良生活习惯有关。有不少的吸烟者认为边吸烟边饮酒是一种"风度"，却不知这样做的风险更大，对肾脏的危害更重。边吸烟边饮酒是严重危害人体健康，尤其是肾健康的一种十分不良的生活方式。

11. 对皮肤的影响

吸烟的人一般存在肤色发暗、易生皱纹、易生斑的现象。这与吸烟引起的身体某些器官机能降低或衰竭有一定的关系。

烟叶里含有尼古丁，对皮肤血管有收缩作用，所以吸烟者皮肤出现皱纹要比不吸烟者提早近 10 年。

香烟燃烧产生的烟雾对裸露在其中的皮肤，尤其是面部皮肤有炙烤效应，会加速皮肤老化。

吸烟会影响心肺功能，从而影响人体血液循环和细胞供氧，导致人体器官和系统提前衰老。皮肤表现为干燥、肤色不润泽、出现皱纹、全身皮肤松弛，甚至肤色变黄或呈褐色。尤其是女性吸烟者，烟中的毒素是看不见的"毁容剂"，会在吸烟过程中将自己美丽的容颜早早地断送在"烟魔"手中。

12. 对眼睛的危害

烟草中的有害物质会损害眼组织，导致视力下降，引起弱视、白内障、黄斑变性、视网膜中央血管栓塞、青光眼、慢性结膜炎等许多眼病。

弱视是指矫正后的视力低于 0.8。吸烟导致弱视的原因，一是由于吸烟时人体吸入的氧气被消耗，致使血中氧的含量下降，而眼视网膜对缺氧格外敏感，长期缺氧视神经纤维会发生变性，视网膜乳头黄斑区也会发生萎缩；二是烟草燃烧时产生的烟焦油会导致体内维生素 B_{12} 的含量下降，而维生素 B_{12} 是维持视神经正常功能所必需的营养物质。烟毒性弱视和烟毒性视神经萎缩，严重者可致失明。

医学专家调查发现，有 20% 的白内障发病与长期吸烟有关。每天吸烟 20 支以上的人与不吸烟者相比，患白内障的可能性要高出 2 倍。

老年性黄斑变性眼病是一种影响患者的黄斑，损伤患者的精细视觉的眼病，是导致老年人失明的主要原因。一项对 4000 多名年龄在 75 岁以上的英国人所进行的研究显示，与不吸烟者相比，吸烟者患老年性黄斑变性眼病的危险增高了一倍。香烟烟雾中的尼古丁及一氧化碳等有害物质可使黄斑区血管收缩、血小板凝集力亢进，由此引发黄斑变性，使视网膜出血、渗出，最终导致失明。

吸烟还可引起眼压升高，这在青光眼患者中尤为明显。青光眼患者本来眼压就高，如果再吸烟，无疑是雪上加霜。

香烟烟雾刺激眼睛的结膜会产生炎症，加之吸收的有害物质通过血液循环到结膜部位会加重病情，长期吸烟会导致慢性结膜炎的产生与发展。

13. 对生殖功能的危害

有资料报道，除了工作紧张、生活不规律、夜间长时间工作等因素外，吸烟和酗酒是造成一些男性精子质量下降、数量减少的重要原因。精子质量低、数量少会导致受孕率低下，即使偶然受孕，胚胎或胎儿的质量也是存在这样或那样的问题，可能导致流产、低体重、低智能或早产等。

一些研究指出，吸烟可以抑制血浆睾酮的水平，使性欲降低，甚至引起阳痿。有学者认为香烟中的一氧化碳使血液中氧含量下降，这对阴茎勃起及功能发挥造成不利影响，长期吸烟会导致阳痿。有资料显示，吸烟人群的阳痿发病率明显高出普通人群 2 倍，50 岁以上吸烟者约有25% 会发生阳痿。

吸烟导致阳痿是国际医学界公认的事实，但大部分吸烟者却不了解。吸烟能损伤阴茎以及身体其他部位的血管，而且尼古丁能让连接阴茎的动脉逐渐变窄，减少血流量和降低血压。30～50 岁男性中吸烟者患勃起障碍的风险比不吸烟者高了大约 50%。

14. 对孕妇与胎儿的危害

香烟中的尼古丁会引起子宫和胎盘的血管痉挛、收缩，导致血流量减少，使胚胎和胎儿发育生长所需的营养物质减少而影响其发育。此外，母体血液中的尼古丁可通过子宫及胎盘进入胎儿体内，致使胎儿的心率发生改变。

孕妇吸烟可导致流产、早产及胎儿体重不足的概率增高。此外，吸烟害人害己，被动吸烟同样危害孕妇和胎儿。因此，为了自己和他人的健康，更为了子孙后代的健康，应尽早戒烟。

15. 对儿童及青少年的影响

吸烟对于中枢神经系统与大脑的学习和记忆能力所产生的不良影响，近年来已受到人们的重视。另外，"被动吸烟"的危害也已引起全世界医学专家的重视。

中国约有 53% 的儿童存在被动吸烟现象。青少年处在生长发育的突增时期，身体的各种组织和器官正在发育和完善，神经系统、内分泌功能、免疫功能都不稳定，对外界有害物质的抵抗力、适应力都很差，很容易罹患多种疾病。

香烟燃烧时，烟雾中的多种有害物质对青少年机体的损害极为严重。吸烟年龄越小，受到的损害就越大，不仅易患感冒、支气管炎、肺炎，还可患与成年人一样的肺气肿、肺心病、慢性支气管炎和支气管扩张等疾病。

青少年吸烟除了易患各种与吸烟有关的疾病外，还会影响身体和智力的发育。体检表明，吸烟学生的身高、胸围、肺活量通常比不吸烟的同龄学生低。长期观察证实，吸烟学生的灵活性、耐力、运动成绩、学习成绩和组织纪律性普遍比不吸烟的学生差。

值得注意的另一个问题是，吸毒者大多都有吸烟史。所以，青少年不仅自己不要吸烟，还应劝诫其他人。预防吸烟应从青少年抓起。

16. 致癌作用

评价烟草的有害物质含量通常采用"烟焦油"和"一氧化碳"作指标。烟焦油成分中有多种致癌物质，当吸入量达到一定水平可诱发癌症。香烟烟雾中还含有大量促癌剂和协同致癌剂，它们能加速癌症的发生和转移。

一份中国医学科学院肿瘤研究所发表的研究结果指出，在中国，1990 年吸烟所引发的各类疾病造成 60 万人死亡，到 2000 年这一数字就达 80 万，如按当前的吸烟情况，到 21 世纪中叶中国每年将有约 300 万人死于吸烟所引发的各类疾病。

在吸烟者中，喉癌、唇癌、舌癌、食管癌、膀胱癌和肾癌等的发病率比不吸烟者高数倍。如果每天平均吸烟 20 支，吸了 20 年的烟民患肺癌的危险性比不吸烟者高 20 倍。年龄小于 20 岁即开始吸烟者，死于肺癌的人数比不吸烟者高 28 倍。

有美国研究者得出结论，吸烟者比不吸烟者平均要缩短寿命 20 年左右。中国肿瘤防治研究办公室调查研究后指出，随着吸烟率的提高，中国肺癌的死亡率由 20 世纪 70 年代的 7.09/10 万上升到 90 年代的 17.54/10 万。在抽样调查的 74 个城市里，肺癌死亡已占全部癌症死亡的第一位。1975 年，中国男性肺癌死亡约 3 万人，如果中国的吸烟率降不下来，到 2025 年男性肺癌每年将死亡 90 万人。另有研究指出，由于多年来很多人吸烟，吸烟使 1/3 的中年人丧生。

总之，劝阻吸烟、反对吸烟对预防癌症、慢性阻塞性肺疾病、脑卒中、冠心病等疾病的高发与加重非常重要，也是延年益寿的重要措施。

17. 吸烟与被动吸烟对女性危害重于男性

随着工业文明的推动，物质逐渐丰富，生活节奏不断加快，人们的压力也越来越大。许多女性对"吸烟"趋之若鹜，她们试图在"烟气"中寻找一丝解脱，甚至错误地认为女性吸烟很时尚。全球女性吸烟者达 2 亿，发达国家女性吸烟率达 22%，远高于发展中国家的 9%。

中国女性总体吸烟率较低，不过我国约 54.6% 的女性非吸烟者在日常生活与工作中吸入二手烟。一些职业女性被动吸烟持续时间更长，她们在工作场所和家中均受到二手烟的危害。

吸烟对女性的危害比对男性的更严重。这些危害表现在容颜早衰、月经紊乱、痛经、雌激素水平低下、绝经期提前、骨质疏松。此外，女性吸烟者患冠心病的风险是男性的 1.25 倍。

18. 对吸烟者家人健康的损害

医学家研究指出，吸一口烟，喷出的烟雾中含有 40 亿粒微尘、数百种化合物。其中包括几十种有毒物和致癌物。因此，在公共场所和室内吸烟危害极大。家庭中如有一人吸烟，那么这个家中的男女老少都要遭殃，成了"被动吸烟者"。有人调查了 9150 名 40 岁以上的不吸烟妇女，发现丈夫吸烟的妇女肺癌患病率明显高于丈夫不吸烟的妇女。

医学家们在研究中发现，香烟烟雾可以令被动吸烟者的口腔、气管、支气管及小支气管与毛细支气管等发生炎症反应，时间长了还会产生肿胀性病变及癌变等。而且在有烟雾的屋子里空气污浊，使人感到胸闷憋气、呼吸不畅、精神倦怠，甚至头疼、头昏，从而降低了对疾病的抵抗力和工作效率。

香烟烟雾的吸入，不但影响少年儿童的发育，而且使其易患气管炎和肺炎等疾病。特别是有婴儿的家庭，如果父亲在室内吸烟，烟雾中的尼古丁等有害物质，极易进入婴儿大脑，日积月累，就可影响孩子的大脑发育。

第二章　香烟及烟雾中主要有害成分

油

重金属

尼古丁

物质

物质

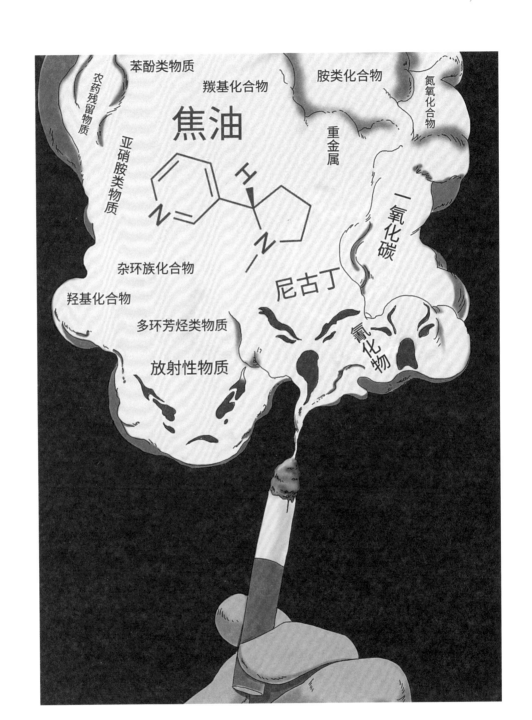

一、烟草中有害成分知多少

香烟及其燃烧时产生的烟雾中有四千多种成分。烟草燃烧后发生复杂的物理、化学变化，产生的烟雾中有数十种会促进癌症发生与发展的物质。香烟烟雾中对人体危害较大的是生物碱（如尼古丁等）、烟焦油、一氧化碳、氰化物、放射性物质及农药残留物质等。

吸烟者吸入的烟草燃烧烟雾由两部分组成。气体部分占 92%，包括氧和氮等无害气体和一定量的一氧化碳及微量的致癌、促癌气体。气溶胶微粒占 8%，主要为尼古丁和烟焦油等。

香烟燃烧时所产生的烟雾中有许多有害成分，如多环芳烃的苯并芘、苯并蒽、亚硝胺、钋-210、镉、砷、β-萘胺等都有致癌作用。香烟烟雾中的促癌物有氰化物、邻甲酚、苯酚等。香烟烟雾的有害成分还包括尼古丁等生物碱、一氧化碳、胺类、腈类、醇类、酚类、烷烃、烯烃、羰基化合物、氮氧化物、多环芳烃、杂环化合物、重金属元素等。

更应该看到的是，上述物质还会发生不同的化学反应产生出新的物质，这些新生物质又具有各自的特殊危害性。

烟民们吞云吐雾、乐在其中的时候，是否知道自己的健康正在被烟毒慢慢地吞噬？吸烟致癌的研究发现，吸烟是人体产生自由基最快最多的方式，每吸一口烟至少会产生 10 万个自由基，从而导致癌症和许多慢性疾病的发生与发展。英国牛津大学提德克里夫医院对 3.5 万名吸烟者进行长达 50 年的前瞻性研究得出了结论：肺癌、胃癌、胰腺癌、膀胱癌、肝癌、口腔癌、鼻窦癌等 11 种癌症发病率与吸烟显著"正相关"，并认为吸烟使人体的淋巴细胞活性降低，吸烟者免疫力全面低于正常人群，是导致癌症发生与发展的重要原因。

总而言之，吸烟会造成体质减弱、健康受损、疾病增加、寿命缩短、殃及后代。因此有学者称香烟是"香味杀手"或"无声的杀手",将吸烟比作"慢性自杀",是有一定道理与科学依据的。所有的烟草制品包括"低烟焦油"卷烟都是有害的,甚至是致命的。吸烟者要想降低烟草相关疾病的患病风险,唯一有效的办法就是戒烟,只有这样才能做到利己又利他人。

二、罪魁祸首尼古丁

1. 尼古丁对人体的危害

尼古丁,俗名烟碱,是一种存在于烟草中的生物碱,也是烟草的重要成分,还是烟碱型受体(N受体)激动剂的代表,对 N_1 受体和 N_2 受体及中枢神经系统均有作用,无临床应用价值。尼古丁的名字来自烟草这种植物的学名 *Nicotiana tabacum*。

尼古丁的化学名称为 1-甲基-2-(3-吡啶基)吡咯烷,化学式为 $C_{10}H_{14}N_2$,熔点为 –79 摄氏度,外观呈油状液态物质,分子量 162.23 道尔顿,密度 1.01 克/毫升,自燃温度 240 摄氏度,闪点 95 摄氏度。

动物实验表明一支香烟所含的尼古丁可毒死一只小白鼠,20 支香烟中的尼古丁可毒死一头牛。烟草不但对高等动物有害,对低等动物也有害,因此也是农业杀虫剂的主要成分。

尼古丁会使人上瘾及产生依赖性,烟民通常难以克制自己,总是不自主地想到烟与吸烟的感受,从而使部分戒烟者又重返吸烟行列。重复吸入尼古丁会增加心跳速度和升高血压,尼古丁也是引起心血管疾病的罪魁祸首,它还会降低食欲。短时间吸入大剂量的尼古丁会引起恶心、呕吐,严重时会导致死亡。

人如果一次吸入尼古丁 50 ~ 70 毫克(相当于 40 ~ 60 支香烟的尼古丁含量)就有可能死亡。如果将一支雪茄烟或三支香烟的尼古丁注入人的静脉内，3～5 分钟即可导致死亡。中国早就有吸烟引起急性中毒死亡的案例。吸烟多了就会像喝醉酒似的醉倒在地上口吐黄水而亡，为此崇祯皇帝曾下令禁烟。国外有报道：苏联有一名青年第一次吸烟，吸一支大雪茄烟后死去；英国一个长期吸烟的 40 岁健康男子，因从事一项十分重要的工作，一夜吸了 14 支雪茄和 40 支香烟，早晨感到难受，经医生抢救无效死去；法国有一个俱乐部举行一次吸烟比赛，优胜者在他吸了 60 支香烟之后，未来得及领奖即死去了。

　　每日吸卷烟一盒（20 支）以上的人很多，其中的尼古丁含量理论上讲大大超过对人的致死量，但急性中毒死亡者却很少。这是因为烟草中的部分尼古丁被烟雾中的甲醛中和了，而且大多数吸烟者并不是连续不断地吸烟，尼古丁间断地缓慢进入人体，在体内被解毒或随尿液排出，再加上长期吸烟者，体内对尼古丁产生了耐受性。此外，香烟点燃后约50% 的尼古丁随烟雾扩散到空气中，约 5% 随烟头被扔掉，约 25% 被燃烧破坏，只有约 20% 被人体吸收。

2. 尼古丁的作用机理

　　当尼古丁进入人体后经由血液输送全身，并可通过人体的血脑屏障进入大脑，吸烟后尼古丁平均只需要 7 秒即可到达脑部。

　　尼古丁作用于烟碱乙酰胆碱受体，特别是自主神经上的感受器和中枢神经上的感受器，前者位于肾上腺髓质和其他位置，后者位于中枢神经系统。低浓度时，尼古丁增加了这些受体的活性，高浓度时起抑制作用。尼古丁对于其他神经递质也有少量直接作用。

　　尼古丁能与烟碱乙酰胆碱受体结合，增加神经递质的量，使脑中的多巴胺、脑啡肽增加，产生愉悦感和放松感，这就是吸烟者不断吸烟的感受，最后可能会因吸烟而成瘾。长期吸烟接受尼古丁的人，尼古丁会正向调节小脑和脑干中烟碱乙酰胆碱受体。

　　尼古丁对自主神经系统也产生一定作用，它刺激交感神经，从而刺激内脏神经影响肾上腺髓质释放肾上腺素，增加血液中肾上腺素的含量。通过与受体结合，尼古丁使细胞去极化，钙离子由钙离子通道流入，钙离子促使神经细胞以胞吐作用的方式，释出肾上腺素和去甲肾上腺素至血液中。血液中肾上腺素增加，造成心跳加快、血压升高、呼吸加快，就像高血压的情形一样。

3. 尼古丁影响抗癌药物的疗效

2013 年 4 月，美国研究人员公布的一项研究结果显示，尼古丁能够阻碍紫杉醇等化疗药物杀死肺癌细胞，这项研究结果或许有助于解释为何吸烟的肺癌患者治疗起来难度很大。

美国研究人员在《美国国家科学院院刊》上发表的一篇论文中指出，研究结果显示，与接受治疗前戒烟的患者相比，没有戒烟的患者的存活率低得多，这与临床研究的结果是一致的。这些研究结果也许还表明，对已经戒烟但使用尼古丁贴片和尼古丁嚼片等尼古丁补充剂的癌症患者的治疗可能达不到预期效果。

科学家用吉西他滨、顺铂和紫杉醇三种普通抗癌症药物，对从肺癌中提取的几种不同细胞分别进行了试验，发现加入少量尼古丁，即剂量相当于一名普通吸烟者血液中的尼古丁含量，就会干扰这些药物对肺部肿瘤细胞的作用。尼古丁可以增强两种蛋白质的活性，从而保护癌细胞。这两种蛋白质有抑制细胞凋亡的作用。研究者指出，在这两种蛋白质得到抑制的情况下，上述抗癌药物才能发挥出正常的作用。

4. 尼古丁危害性的争议

近百年来，尼古丁与"死亡""癌症"等紧密联系的话题不断引起大众及科学家们的关注。当前也有了不少新的关注，有不少专家为它"正名"，认为香烟中的尼古丁并没有太大危害，真正的致癌凶手是烟焦油。

中国吸烟与健康协会负责人认为，"虽然目前科技界对尼古丁是否能致癌还没有一个公认、确定的说法，但是，尼古丁能让人对烟草上瘾是确定无误的，吸烟会影响人们的健康也是千真万确的。"

　　而且他还说，事实上，究竟是香烟中的尼古丁致癌还是香烟中的烟焦油等有害物质致癌并不重要，烟民在吸烟的时候，根本就没有办法把尼古丁和烟焦油、一氧化碳等有害物质分开，而真正让人对吸烟上瘾的就是这个尼古丁。谁会专门为吸收烟焦油和一氧化碳而吸烟呢？所以，就算尼古丁没有直接的致癌作用，但它起码是烟焦油等致癌物质的帮凶，人们因为吸烟患上了癌症，尼古丁是绝对脱不了干系的。

三、致癌魔鬼烟焦油

1. 烟草中的烟焦油

　　烟焦油是指吸烟者使用的烟嘴内积存的一层棕色油腻物质，俗称烟油。它是有机物质在缺氧条件下，不完全燃烧的产物，是众多烃类及烃的氧化物、硫化物及氮化物等极其复杂的混合物。烟焦油中多环芳烃的含量，无论在种类和数量上都比烟草本身的含量要多得多。

　　烟焦油中包含苯并芘、镉、砷、β-萘胺、亚硝胺以及放射性同位素等多种致癌物质，还有苯酚类、富马酸等促癌物质。其量虽极微，但具有经常、反复、长期的积累作用。

　　吸烟过程中生成的烟焦油，约为原烟草重量的 1‰ ~ 6‰。烟焦油的生成量与吸烟的频率有一定的关系，单位时间内吸的次数越多，烟焦油的生成量就越多。每分钟吸三口烟生成的烟焦油量几乎比每分钟吸一口烟多一倍。烟焦油的生成量也与香烟长度有关。烟草点燃处生成的烟焦油烟雾，通过香烟未燃烧部位时，其中一部分被烟草所吸附。当点燃处越来越接近末端时，生成的烟焦油大部分直接进入吸烟者呼吸道中，一支卷烟的前半部分与后半部分生成的烟焦油量之比约为 1∶1.4。

　　有趣的是，因为制造方式和吸食方式的差异，雪茄烟、斗烟和水烟的烟焦油生成量都比香烟少。

2. 烟焦油的危害

烟焦油中 0.2% 是致癌的引发剂，0.4% 是促癌的协同剂，其他 99.4% 的物质对人体有着其他危害。目前认为烟气中烟焦油是最重要的有害物质，这就是为什么香烟盒上都要求标出烟焦油含量（高、中、低）的缘故。

烟焦油具有致癌作用是科技界的共识，它能诱发人体细胞突变，抑制人体免疫功能的发挥，从而产生致癌和促癌作用。据科学研究，香烟烟雾中所含的直接致癌化学物质有 40 余种，主要存在于烟焦油之中。有研究指出，吸烟 20 年后，年龄 45 岁左右人群的肺癌患病人数，比不吸烟的同龄人群的患病人数高出 10 倍以上。

烟焦油中的物质都能直接刺激气管、支气管黏膜，使其分泌物增多、纤毛运动受抑制，造成气管、支气管炎症。烟焦油被吸入肺内，产生酶使肺泡壁受损，使其失去弹性、膨胀、破裂，形成肺气肿。烟焦油黏附在咽、喉、气管、支气管黏膜表面，积存过多、时间过久可诱发细胞异常增生与突变，导致癌症。

美国癌症协会指出：每天吸烟少于 10 支的吸烟者患肺癌的几率是不吸烟者的 5 倍，若每天吸烟多于 2 包（40 支），则是 20 倍。全世界每年死于肺癌者高达 100 万人，其中约 90% 与吸烟有关。

湖北肿瘤学会发表的《湖北肿瘤 2016 年年报》中指出，肺癌是湖北五大癌症之首。肺癌更多发生于男性，65 岁后男女患病比例为 2∶1。这正好与男性吸烟率远高于女性相吻合。据调查，喉癌发病近年来有明显增多。喉癌患者 98% 都有吸烟史。喉癌多发于男性，男女之比全国平均为 10∶1。吸烟者患喉癌的几率比不吸烟者高 18 倍。

烟焦油中多环芳烃的含量最多，且都具有强烈的致癌作用，如苯并芘、二苯吡、二苯蒽，这些物质进入人体后，可诱导人体组织中的芳烃羟化酶，这种酶能把多环芳烃代谢为可以与人体 DNA 分子发生共价结合的致癌物。目前认为烟焦油中 3,4-苯并芘是最强的致癌物，其化学式为 $C_{20}H_{12}$，熔点是 179 摄氏度。一支烟中约含 0.02～0.10 微克 3,4-苯并芘。

烟焦油中的有些物质具有辅助致癌物质的特性，即癌症的促进物质（协同剂或促癌剂）。烟焦油中的酚类化合物本身无致癌性，但具有明显的促癌作用，它们在各种类型烟草中的含量各异。据测定，斗烟丝酚类物质生成量为 0.69 毫克/克，香烟为 0.25 毫克/克，水烟为 0.02 毫克/克。斗烟丝生成的酚比卷烟高的原因，是斗烟丝拌进糖料较多，糖料是酚的来源之一。

烟焦油除了致癌作用，还会加速血管硬化。吸烟者血液内具有一定的烟焦油成分，它们作用于血管壁，可加速血管硬化，对于脑血管和心血管这些脆弱部分更加明显。近些年来，心脑血管疾病是影响人们健康的第一杀手，这与香烟泛滥有着直接关系。

3. 中国卷烟烟焦油含量及降焦油措施

国家烟草专卖局新闻发言人曾经在"烟草行业运行情况"新闻发布会上表示，全国卷烟烟焦油量降至平均每支 13.5 毫克，产品质量合格率达 99.4%。降低烟焦油成果主要缘于行业科技创新步伐不断加快，以降烟焦油减轻对吸烟者的危害、降低生产成本为重点的中式卷烟在理论和关键技术研究工作上取得很大进展；主管部门也加大了卷烟产品质量监督检测力度。

根据中国政府对《世界卫生组织烟草控制框架公约》的承诺，我国生产的卷烟平均烟焦油含量要低到每支 12 毫克。为此，国家烟草专卖局正式颁布"降焦令"，宣告禁止生产烟焦油含量每烟支超过 15 毫克的卷烟。长期以来，中国 3.5 亿多烟民已经习惯"高焦高香"的国产烤烟型卷烟。如何在降低烟焦油的同时保证香烟有足够的香气浓度，是所有厂商在烟草行业走向低烟焦油时代面临的挑战。这一压力也促进了烟草行业的整合。

为持续推进卷烟减害降烟焦油工作，国家烟草专卖局再次调整卷烟烟焦油的最高限量，通知自 2013 年 1 月 1 日起禁止在境内市场销售烟焦油含量超过 11 毫克/支的卷烟，2015 年 1 月 1 日起烟焦油量进一步缩减至不超过 10 毫克/支，重点骨干品牌都要有 3 个以上规格烟焦油量在 6 毫克/支以下，同时储备一批烟焦油量在 3 毫克/支以下的产品。提高卷烟产品科技含量、"降焦减害"已成为目前烟草企业发展的当务之急和必然趋势。

4. 关于"低烟焦油低危害"的不同看法

"吸烟有害健康"早已为公众熟知，伴随着我国居高不下的吸烟率，烟草成为公众健康的"头号杀手"。当烟草制品出现"低烟焦油低危害"字样后，吸烟者终于有了"心理安慰"。这些心理上的慰藉会纵容吸烟者吸入更多有害物质。事实上，烟草的危害并不完全在于烟焦油含量的高低，低烟焦油并不等于低危害。

烟草"降焦减害"成为烟草企业的主打牌，也成为消费者心中的一颗"定心丸"，似乎烟焦油低了，吸烟的害处就小了。殊不知，"淡味"和"低烟焦油"卷烟早已被一些有识之士定义为有史以来对消费者的最大欺骗。

据央视调查，市场上号称"降焦减害"的产品不仅价格相对较高，销量也很可观。国家烟草专卖局公布的数据显示，从 2007 年开始，国产低烟焦油卷烟的销售收入以年均 30% 以上的幅度快速增长，2012 年低烟焦油卷烟的总销量创历史最高纪录，人均同比增长 414.33%。

低烟焦油卷烟宣传影响广泛。在一项对 1400 多名香烟消费者的调查中，近 70% 的购烟者倾向于选择低烟焦油卷烟，近 60% 的人认为低烟焦油卷烟对健康危害较小，41.7% 的人认为吸低烟焦油卷烟能减少患癌症风险，25.2% 的人认为吸低烟焦油卷烟会有助于戒烟。

2013 年 8 月 22 日，国家卫生和计划生育委员会组织专家编写了控烟健康教育核心信息，面向社会公开发布。值得注意的是，此次发布的30 条核心信息中，第 10 条明确指出："低烟焦油卷烟""中草药卷烟"不能降低吸烟带来的危害，反而容易诱导吸烟，影响吸烟者戒烟。

低烟焦油卷烟会产生补偿性吸烟现象。烟焦油降低了，尼古丁就会随着等比例地下降；但成瘾是尼古丁造成的，烟焦油降低了，吸烟者为维持血液中尼古丁浓度会采取"补偿行为"，他们会吸得更深、量会更多。随着吸烟次数和量的增加，从烟草中吸入的其他有害物质也会增多。

烟焦油低了，有的化合物在烟焦油中的含量也会低，但是烟草特有的亚硝胺会升高，而亚硝胺是强烈的致癌物。毒理学的研究证明：烟焦油量下降时，烟焦油中的某些强致癌物并未减少，如亚硝胺类、多环芳烃等，降低卷烟焦油量并不能减少烟草对健康的危害。

从推广以过滤嘴为主的降焦技术，到研制低烟焦油卷烟，甚至向香烟里添加包括中药在内的添加剂，这些方法都没有实质性降低吸烟者的患病风险。临床及流行病学研究结果证实，选择低烟焦油品牌的吸烟者，其与烟草相关疾病的风险并没有下降。

四、凶险的杀手—氧化碳

1. 一氧化碳的危害

一氧化碳在通常状况下为无色、无臭、无刺激性的气体，微溶于水，能溶于乙醇、苯、氯仿等多种有机溶剂。

一氧化碳与血红蛋白的亲和力比氧气与血红蛋白的亲和力大 200 ~ 300 倍。一氧化碳进入人体后会与血液中的血红蛋白结合，生成碳氧血红蛋白，导致血红蛋白不能与氧气结合，从而引起机体组织出现缺氧，甚至导致人体窒息死亡，因此一氧化碳具有很强的毒性。

最常见的一氧化碳中毒症状有头晕、头痛、恶心、呕吐、感到疲劳和虚脱。一氧化碳中毒的症状还包括视网膜出血，以及异常樱桃红色的嘴唇。暴露在一氧化碳中可能严重损害心脏和中枢神经系统，并产生后遗症。一氧化碳还能对孕妇和胎儿产生严重的不良影响。

长期接触低浓度一氧化碳是否可以造成慢性中毒，至今尚有争论。有一种观点认为在血液中形成的碳氧血红蛋白可以逐渐解离，只要脱离接触，一氧化碳的毒性作用即可逐渐消除；而另一种观点认为，接触低浓度的一氧化碳能引起慢性中毒。

许多动物实验和流行病学调查都证明，长期接触低浓度一氧化碳对健康是有影响的。当血液中碳氧血红蛋白的浓度为 8% 时，静脉血氧张力降低，从而引起心肌摄取氧量减少，促使某些细胞内氧化酶系统停止活动。一氧化碳能促使大血管中类脂质沉积量增加，当血液中碳氧血红蛋白浓度达 15% 时，能促使大血管内膜对胆固醇的摄入量增加并促进胆固醇沉积，使原有的动脉硬化症加重，从而影响心肌，使心电图出现异常。此外，长期接触低浓度一氧化碳会造成低氧血症，出现红细胞、血红蛋白等代偿性增加，其症状与缺氧引起的病理变化相似。

通过人群调查发现，约 20%~25% 的吸烟者血中碳氧血红蛋白的浓度高于 8%，这些人心肌梗死的猝死率比不吸烟者高。有学者对 63 名冠状动脉硬化患者研究发现，在接触一氧化碳使血中碳氧血红蛋白水平升高后，出现心肌梗死和心绞痛的时间提前，对运动的耐受力明显减低。这些调查研究资料，结合动物实验研究，提示在低浓度一氧化碳的长期作用下，心血管系统会受到不利影响。

脑是人体内耗氧量最多的器官，也是对缺氧最敏感的器官。一氧化碳进入人体后，大脑皮层和苍白球受害最为严重。缺氧还会引起细胞窒息，发生软化和坏死。轻者也会出现头痛、头晕、记忆力降低等神经衰弱综合征，并兼有心前区紧迫感和针刺样疼痛。

2. 低浓度一氧化碳中毒的解毒方法

如果吸入少量的一氧化碳造成中毒，应该吸入大量新鲜空气或者进行人工呼吸。医疗上可以通过向血液中注射亚甲基蓝进行解毒，因为一氧化碳与亚甲基蓝的结合比碳氧血红蛋白更牢固，从而有利于一氧化碳转向与亚甲基蓝结合而释放出血红蛋白，恢复血红蛋白的携氧作用。

吸烟者要认识到吸烟时所吸收的一氧化碳量虽少，但长期、慢性吸入一氧化碳会产生累积效应。平时可以看到长期吸烟者嘴唇呈现褐色或紫色，就是最明显的缺氧表现。当吸烟者较长时间不吸烟后嘴唇就会恢复红润的颜色。因此，为了健康戒烟势在必行。

五、剧毒物质氰化物

1. 氰化物的毒理作用

氰化物特指带有氰基（CN）的化合物，其中的碳原子和氮原子通过三价键相连接，这种三价键给予氰基以相当高的稳定性，使之在通常的化学反应中都以一个整体存在。因该基团具有和卤素类似的化学性质，常被称为"拟卤素"。人们通常所了解的氰化物都是无机氰化物，如氰化氢、氰化钾、氰化钠、氯化氰等因多有剧毒而为世人熟知。

还有一种有机氰化物，是由氰基通过单键与另外的碳原子结合而成。视结合方式的不同，有机氰化物可分类为腈和异腈，相应的氰基可被称为腈基或异腈基。有机氰化物，如乙腈、丙烯腈、正丁腈等均能在人体内很快析出氰离子，属高毒性物质。

氰化氢（HCN）是一种无色气体，带有淡淡的苦杏仁味。很多氰化物，都能在加热或与酸作用后，向空气或组织中释放出氰化氢或氰离子，具有与氰化氢同样的剧毒作用。

氰化物具有令人生畏的毒性，它们广泛存在于自然界，尤其是生物界。氰化物可由某些细菌、真菌或藻类制造，并存在于相当多的食物与植物中。在植物中，氰化物通常与糖分子结合，并以氰糖苷形式存在。烟草中也存在此类物质。

氰化物进入机体后分解出具有毒性的氰离子，氰离子能抑制组织细胞内 42 种酶的活性，如细胞色素氧化酶、过氧化物酶、脱羧酶、琥珀酸脱氢酶及乳酸脱氢酶等。其中，细胞色素氧化酶对氰化物最为敏感。氰离子能迅速与氧化型细胞色素氧化酶中的三价铁结合，阻止其还原成二价铁，使其传递电子的氧化过程中断，组织细胞不能利用血液中的氧而造成内窒息。中枢神经系统对缺氧最敏感，故大脑首先受损，导致中枢性呼吸衰竭而死亡。此外，氰化物在消化道中释放出的氢氧离子具有腐蚀作用。

2. 氰化物中毒的表现

人摄入大量氰化物后几秒钟即发出尖叫声、发绀、全身痉挛，立即呼吸停止。吸入高浓度氰化氢或吞服氰化物者，可在 2 ~ 3 分钟内呼吸停止，呈"电击样"死亡。

小剂量中毒可以出现 15 ~ 40 分钟的中毒过程：口腔及咽喉麻木感、流涎、头痛、恶心、胸闷、呼吸加快加深、脉搏加快、心律不齐、瞳孔缩小、皮肤黏膜呈鲜红色、抽搐、昏迷。

一般可将急性氰化物中毒的临床表现分成前驱期、呼吸困难期、惊厥期、麻痹期四期。前驱期，口服中毒者有口、咽部灼热感，恶心呕吐，呕吐物有苦杏仁味，同时伴有头痛、头昏、乏力、耳鸣、胸闷、大便紧迫感等，吸入中毒时可有眼、咽喉及上呼吸道刺激症状。呼吸困难期，呼吸困难、脉快、两侧瞳孔先缩小后扩大，此后神志迅速模糊、昏迷。

惊厥期，强直性或阵发性惊厥，甚至角弓反张、大小便失禁、意识丧失。麻痹期，全身肌肉松弛，反射消失，呼吸浅慢，最后呼吸、心跳停止。

3. 有机氰化物

有机氰化物有腈类（乙腈、丙腈、丙烯腈）、异腈类（异腈甲烷、异腈乙烷）、氰酸酯类（氰酸甲酯、氰酸乙酯）、异氰酸酯类（甲苯二异氰酸酯）、硫氰酸酯类（硫氰酸甲酯、硫氰酸乙酯）、异硫氰酸类（异硫氰酸甲酯、异硫氰酸乙酯）等。腈类化合物的毒性很大程度上取决于代谢过程中析出氰离子的速度和数量。

腈类化合物通常具有强烈的香气，类似于相应的醛，但比醛更强烈些。腈类化合物大多数属高毒性类物质，在体内解离出氰离子，产生毒性作用。

六、无形的杀手多环芳烃类物质

1. 多环芳烃的性质

多环芳烃类物质（简称多环芳烃）是无色或淡黄色的结晶，个别的具有深色，熔点及沸点较高，大多不溶于水，易溶于苯类芳香性溶剂中，微溶于其他有机溶剂中，辛醇-水分配系数比较高。

多环芳烃广泛存在于人类生活的自然环境中，如大气、水体、土壤、作物和食品中。大气中的多环芳烃以气态、气溶胶颗粒两种形式存在，其中分子量小的 2~3 环多环芳烃主要以气态形式存在，4 环多环芳烃在气态、气溶胶颗粒占比基本相同，5~7 环的大分子量多环芳烃则绝大部分以气溶胶颗粒形式存在。水体中的多环芳烃可呈溶解于水、吸附在悬浮性固体上、乳化状态三种状态。已知的地表水中的多环芳烃有 20 余种。地下水和海水中也能检测到多环芳烃。

在自然界中这类化合物存在着生物降解、水解、光作用裂解等消除方式，使得环境中的多环芳烃含量始终呈一个动态的平衡，从而保持在一个较低的浓度水平。但是近些年来，随着人类生产活动的加剧，破坏了其在环境中的动态平衡，使环境中的多环芳烃大量地增加。

烟草完全燃烧时会产生多环芳烃。对烟民来说是自己给自己的生存环境增加了此类物质的浓度。

2. 多环芳烃的致癌毒性

多环芳烃是重要的环境和食品污染物，其化学性质稳定，当它们发生反应时，趋向保留它们的环状共轭体系，一般多通过亲电取代反应形成衍生物并代谢为最终致癌物的活泼形式。

科技界的共识是，多环芳烃具有很强的致癌性，可以通过呼吸或者直接的皮肤接触使人体患癌。在已知的 500 多种致癌物质中，有 200 多种与多环芳烃有关，这使多环芳烃成为癌症的"代名词"。

多环芳烃中对人体影响最大的苯并芘，是脂溶性比较强的物质，是一种突变原，是强致癌物质。这种物质吸入体内，进入肺泡甚至血液，会导致肺癌和心血管疾病。苯并芘对人体有长期毒性、致畸性。

中国疾控中心环境与健康相关产品安全所研究人员指出，环境中多环芳烃主要源于煤炭、石油等碳有机物的热解和不完全燃烧；主要排放源有炼焦释放，铝、铁、钢的生产和铸造，机动车交通污染，取暖和废物焚烧，以及吸烟等。

许多研究均表明，细颗粒物（PM 2.5）的致癌活性与苯并芘等致癌性多环芳烃类的含量有关。当大气中苯并芘浓度为 0.001 微克/米^{3}时，人因暴露在苯并芘环境中患呼吸系统肿瘤的风险为万分之一。多环芳烃是香烟主流烟气中的主要有害成分之一，是空气中细颗粒物的成分之一。因此，不吸烟是一件利己利人的好事情，会让天更蓝、水更绿、空气更清新！

七、致癌能手放射性物质

1. 香烟中的放射性物质

烟草中放射性物质主要来自烟草种植所用的含铀元素的磷肥。从土壤、空气和水中吸收天然的放射性物质，以及飘浮在空气中的危险元素被烟叶上的纤毛吸收并储存，是烟草中放射性物质的另一个来源。

烟草对土壤中所含的放射性元素有浓集作用，所以烟叶中放射性元素的含量要比在同样土壤里种植的一般农作物高百倍以上。香烟中放射性物质含量居食品之首，其所含放射性物质主要有镭-226、钋-210、铅-210等。

香烟中所含放射性物质都是致癌物。放射性物质致癌的原因是对人体脱氧核糖核酸（DNA）中碱基对的改变与染色体数目的改变。

吸烟过程中香烟所含放射性物质不断地释放出来进入吸烟者与被动吸烟者的体内。每天吸一包烟的人，其肺部所接受的放射剂量相当于200～300次X射线拍片的辐射量。

香烟中的放射性物质特别容易进入支气管，在支气管的分叉部位积累，导致支气管上皮肿瘤，所以吸烟是患气管和支气管肺癌的潜在原因之一，从防护放射线角度考虑也应积极主动戒烟。

2. 放射性物质的危害

放射线有 α 射线、β 射线、γ 射线、X 射线、中子射线等，它们看不见、摸不着，必须使用专门的仪器才能探测得到。不同的射线在物体中穿透能力也各不相同。一张厚纸可挡住 α 射线；有机玻璃、铝等可有效阻挡 β 射线；γ 射线、X 射线穿透力较强，可以用混凝土、铅等阻挡；中子射线需用石蜡等轻质材料来阻挡。

日常生活中防止或减少放射线对人体的伤害，有两种简单易行的防护手段：一是距离防护，距离放射源越远，接触的射线就越少，受到的伤害也越小；二是时间防护，即尽可能减少与放射源的接触时间。

香烟中的钋-210释放出α射线，在动物试验中被证明可致肺癌。模拟吸烟实验表明，香烟中12%的钋-210随烟雾吸入人体，18%的钋-210随烟雾扩散到空气中，70%残留在烟蒂和烟灰中。钋-210具有极强的毒性，百万分之一克左右就足以致人死亡，并且目前没有针对性的解毒剂。

目前尚无法将钋-210从香烟中去除。钋-210可以在人的肺部、肝脏、血液中累积，虽然它的半衰期是138.4天，但它仍将长期存在于人体中危害健康。进入支气管淋巴结和上皮细胞、骨髓、膀胱的钋-210是造成肺癌、白血病和膀胱癌的原因之一。

对吸烟者来说，如果按每天吸20支香烟计算，则一天摄入钋-210的量可达非吸烟者的20倍。由于我国烟民众多，若每人每天吸1盒香烟，连续吸烟30年的10万人内就可能有11人因吸烟额外吸入钋-210而患肺癌。据估计，每年钋-210放射的α射线可引起全世界1.17万人患肺癌死亡。

八、蛋白质克星苯酚类物质

1. 苯酚的毒性

苯酚，又名石炭酸、羟基苯，是最简单的酚类有机物，一种弱酸，有毒。苯酚是一种常见的化学品，常温下为无色晶体，是生产某些树脂、杀菌剂、防腐剂以及药物（如阿司匹林）的重要原料。苯酚有腐蚀性，常温下微溶于水，易溶于有机溶液；当温度高于65摄氏度时，能跟水以任意比例互溶。

苯酚能使蛋白质变性，高浓度苯酚能使蛋白质沉淀。苯酚对皮肤、黏膜有强烈的腐蚀作用，也可抑制中枢神经系统及损害肝、肾功能。

苯酚水溶液比纯苯酚更易经皮肤吸收，而乳剂更易吸收。人体吸收的苯酚大部分以原形或与硫酸、葡萄糖醛酸或其他酸结合物的形式随尿排出，一部分经氧化变为邻苯二酚和对苯二酚随尿排出，使尿呈棕黑色（酚尿）。资料报道，酚液污染皮肤面积达 25%，10 分钟便可致人死亡。

苯酚有多种化合物，按其化学结构可分为单元酚和多元酚，也可按其性质分为挥发性酚和不挥发性酚。酚类物质在自然界中能被分解。当酚含量超过自然界的自净能力时，不仅会污染环境，危害各种生物的生长和繁殖，还会危害人体健康。

2. 邻甲酚的毒性

邻甲酚类物质是一种由甲基和苯酚组成的有机化合物，包括邻甲基苯酚、2-甲基苯酚、2-羟基-1-甲苯、2-甲酚、邻羟基甲苯等。邻甲酚有强烈的苯酚气味，有毒，有腐蚀性。邻甲酚是其他两种常见形式（间甲酚和对甲酚）的异构体。这三种化合物都属于苯酚类。

邻甲酚溶于水，并能与乙醇、乙醚、苯、氯仿、乙二醇、甘油等混溶。其芳香环可进行卤化、硝化、磺化、烷基化等取代反应。邻甲酚可进行氧化、醚化、加氢等反应，能被生物降解，可由煤焦油和洗涤石油馏分的废碱液中提取，是农药和除草剂的重要中间体。

邻甲酚通过破损皮肤、胃肠道及呼吸道的黏膜吸收。经皮肤的吸收率主要取决于接触的部位和方式，其次为接触的浓度。邻甲酚吸收后，分布于全身各组织器官中。邻甲酚在体内被氧化为氢醌和焦儿茶酚，大部分是以原形或与葡萄糖醛酸和硫酸根结合，从尿中排出，但从胆汁排出的量亦相当多，还有微量随呼气排出。

邻甲酚与其他苯酚类物质一样，为细胞原浆毒，能使蛋白质变性和沉淀，对皮肤及黏膜有明显的腐蚀作用，故对各种细胞有直接损害。其蒸气经呼吸道吸收时，可引起呼吸道刺激，肺部充血，水肿和支气管肺炎伴胸膜上出血点。吸收入血液后，分布到全身各组织器官，透入细胞引起全身性中毒症状。

邻甲酚主要对血管舒缩中枢及呼吸、体温中枢有明显抑制作用，可直接损害心肌和毛细血管，使心肌变性坏死。长时间接触任何数量的邻甲酚都可以烧伤皮肤，甚至损害肝脏和肾脏。损害严重时，肝脏表现为肝细胞肿胀、炎性变化及脂肪变性，肾脏表现实质性损害和出血性肾炎。

吸入气态邻甲酚会使眼睛、嘴巴和喉咙出现烧灼感。

3. 苯酚类物质对人体的危害

苯酚及其化合物是一种细胞原浆毒，在体内的毒性作用是与细胞质中的蛋白质发生化学反应，形成变性蛋白质，使细胞失去活性。香烟中含有此类物质。

苯酚类物质所引起的病理变化主要取决于它们的浓度：低浓度时能使细胞变性，高浓度时能使蛋白质凝固。低浓度苯酚类物质对人体的局部损害虽不如高浓度的严重，但由于渗透力强，可深入内部组织，侵犯神经中枢，刺激脊髓，最终将导致全身中毒。高浓度苯酚类物质进入人体，会引起急性中毒，甚至造成昏迷和死亡。

苯酚类物质被人体吸收后，肝脏组织的解毒功能将使其大部分失去毒性，并随尿排出。但是当进入量超过人体的解毒功能时，一部分苯酚类物质会蓄积在各脏器组织中，造成慢性中毒，如出现不同程度的头昏、头痛、精神不安等神经症状，以及食欲不振、吞咽困难、流涎、呕吐和腹泻等慢性消化道症状。

苯酚类物质对人体有致癌作用，能引起白血病。它们还影响生殖系统，如使女性出现月经不调等。

九、不可小视的杀手杂环化合物

1. 带来"香味"的杂环化合物

杂环化合物是指分子中含有杂环结构的有机化合物，是数量最庞大的一类有机化合物，普遍存在于药物分子的结构之中。构成杂环的原子除了碳原子外，还至少含有一个杂原子。最常见的杂原子是氮原子、硫原子、氧原子。

按碳原子数分类，杂环化合物中最小的杂环为三元环，最常见的是五元环、六元环，其次是七元环。杂环的成环规律和碳环一样，最稳定、最常见的杂环也是五元或六元的。最常见的杂环化合物是五元和六元杂环及苯并杂环化合物等。五元杂环化合物有呋喃、噻吩、吡咯、噻唑、咪唑等。六元杂环化合物有吡啶、吡嗪、嘧啶、哒嗪等。稠环杂环化合物有吲哚、喹啉、蝶啶、吖啶等。

按芳香特征分类，杂环化合物可分为脂杂环和芳杂环两大类。具有芳香特征的杂环化合物称为芳杂环化合物，平时也简称杂环化合物。芳杂环化合物可以分为单杂环和稠环两大类，稠环是由苯环与单杂环或两个或多个单杂环稠并而成的。没有芳香特征的杂环化合物称为脂杂环化合物。

杂环化合物广泛存在于自然界，植物中的芳杂环化合物具有"芳香性"，其存在于烟草里，使香烟具有一定的"香味"，这也是令吸烟者对香烟爱不释手的原因之一。所以，医学家称香烟为"香味杀手"。

2. 杂环化合物的毒性

目前认为杂环化合物，尤其是芳杂环化合物对人类的危害很广泛，具体表现为两大类：一类是因大量吸入而引起的瞬间昏迷；另一类是长期的却难以察觉的小量吸入所产生的危害，也就是潜在的危害。

医学家认为，一些芳杂环化合物，对身体伤害很大，对神经系统（头疼、头晕）、生殖系统（损伤精子、卵子）、循环系统（影响造血，白细胞）有严重影响，还可致癌等。因此，吸烟摄入的杂环化合物对人体健康的危害不可小视。

十、致癌魔爪亚硝胺类物质

亚硝胺类物质是亚硝基的氮原子与氨基中的氮原子连接的化合物，以芳香族亚硝胺较为重要。由重氮盐用过量碱处理而生成，在碱性介质中稳定。

亚硝胺是强致癌物质，是公认的最重要的化学致癌物之一，也是四大食品污染物之一。亚硝胺广泛存在于食物、烟、酒及槟榔中，尤以香烟中的浓度特别高。

大量的动物实验已证实，亚硝胺是强致癌物，甚至能通过胎盘和乳汁引发后代患肿瘤。同时，亚硝胺还有致畸和致突变作用。流行病学调查表明，人类某些癌症，如胃癌、食管癌、肝癌、结肠癌和膀胱癌等可能与亚硝胺有关。

亚硝胺可以在人体中合成，是一种很难完全避开的致癌物质。实验证明，维生素 C 有抑制亚硝胺合成的功能。与上皮细胞分化密切相关的维生素 C 亦有抑癌作用，因此每天多吃胡萝卜和西红柿是非常有益的。

十一、冷血杀手重金属

1. 香烟中的重金属

过度使用化肥可以导致作物中的重金属超标，如一些磷肥和复合肥中重金属镉含量超标，能够使土壤和作物吸收到不易被排除的镉。即便是有机肥料也难逃重金属污染。

　　肥料被施入田地时，肥料内的重金属就会悄无声息地潜入地下，并随着耕种传递到农作物中。烟草像其他植物一样，从土地里吸收矿质和其他养分，在吸收养分时也可能吸取土壤中的"毒素"。谈到有关香烟中的重金属时，农学家认为，就像那些富集了重金属的蔬菜一样，烟草可以从土壤中吸收重金属，这些重金属先进入根部，再被传送到茎和叶。

　　重金属主要存于40厘米以上的土层中，不易转移。有研究表明，烟叶中的镉、镍、铅等重金属元素的含量和土壤的酸碱度是负相关的，土壤越酸烟叶中重金属的含量也就越高。

　　香烟在加工的过程中也有可能会引入重金属污染物，比如在加工的过程中会使用香精、香料，并且还可能会通过机械接触污染。另外，不同的加工工艺也会影响成品香烟中重金属的最终含量。

　　研究表明，不同产地、不同品牌的香烟中重金属的含量有一定差异。从香烟档次分析，低档香烟中所含重金属比高、中档香烟高；从香烟烟型看，烤烟型比外香型重金属含量低。产生这些差异的原因，除了生产烟草的原料产地、环境、烟叶的质量和晾晒方式外，还可能与香烟的配方、生产工艺等有一定关系。

　　研究人员经过对国产香烟的重金属检测，得到了以下数据：每克香烟平均含镉3.21微克、铅2.65微克，还含有铬等其他重金属。

2. 重金属对健康的危害性

　　香烟中的重金属都是"冷血杀手"，能导致多种疾病，还可能致癌。镉被归类为"头等致癌物"，可引发肺纤维化，还能导致高血压引起心脑血管疾病，破坏骨骼和肝肾并引起肾衰竭；铅是重金属污染中毒性较大的一种，一旦进入人体将很难排除，能直接伤害人的脑细胞，特别是胎儿的神经系统，可造成先天性智力低下，还可能造成顽固的便秘，并破坏人体造血系统。

目前并没有香烟中重金属含量的标准。有医学家认为，与食物相比含有重金属的香烟"在同等剂量下对人体的伤害更大"。因为香烟燃烧时超过 300 摄氏度的高温，会将重金属转变为烟雾，当它们进入呼吸道时，吸收效率比在消化道高得多。以镉为例，这种可怕的毒素在消化道仅能被吸收 5% 左右，在呼吸道却能被吸收 20%～30%。呼吸道成为重金属进入人体的一条捷径。除了进入吸烟者体内，它还会飘散到周围进入被迫吸二手烟的人体内。

香烟烟雾中，重金属化合物以气溶胶的形式存在，然后伴随着烟气进入体内。铅、镉这些重金属，一旦进入人的体内要想排出就是一个非常缓慢的过程。中国疾控中心公布的一项调查表明，我国近四成人每天吸二手烟，而多数人不了解吸烟的具体危害。

十二、潜在致癌物羰基化合物

羰基化合物是指含有羰基的化合物。羰基是由碳和氧两种原子通过双键连接而成的有机官能团。羰基化合物基本上可分为醛酮类和羧酸类两大类。配位化学中，羰基化合物指一类含有一氧化碳作为配位体的化合物。一氧化碳作为配位体与金属键结合生成的化合物，为金属羰基化合物。金属羰基化合物大都难溶于水。无机化学中，羰基化合物可以指一类含有 C＝O 键的化合物，如二氧化碳，硫化羰等。

羰基化合物是大气中挥发性有机物的重要组成部分，它在大气化学中扮演着重要的角色，是城市大气中光化学烟雾的主要成分。大气中羰基化合物的来源很多，其中人为来源包括汽车尾气、工业排放、化石燃料燃烧、生物质燃烧、吸烟等。国内外学者对大气中羰基化合物进行了较多的调查和研究，一致认为羰基化合物是大气中重要的毒性挥发性有机物。

医学证明大气中羰基化合物对人的眼睛、皮肤和呼吸道有着强烈的刺激作用。甲醛会导致头疼、恶心、疲劳、干渴等症状，其长期慢性刺激可引起黏膜充血，诱发呼吸道炎症。甲醛已被国际癌症研究机构证实对人体具有致癌作用。乙醛对人体有毒或具有潜在致癌性，对人体危害很大。丙烯醛可破坏支气管黏膜上的纤毛，促进黏液腺分泌更多的黏液，从而使人呼吸困难，并发展成慢性支气管炎和肺气肿、肺心病，甚至有死亡的危险。气管、支气管的黏膜上皮细胞为了对付长期不断的刺激，还会发生一定的病理改变，病理学上称作"黏膜化生"，这很可能就是向肺癌方向发展迈出的第一步。

甲醛、乙醛、丙醛、丙酮、丙烯醛、巴豆醛、丁酮和丁醛等挥发性羰基化合物，是卷烟主流烟气中释放量较高的一类有害成分，其释放量从几十到几百微克不等。如何降低这些有害成分在卷烟烟气中的释放量，减少吸烟的危害是个迫切需要解决的问题。

目前，降低烟气中挥发性羰基化合物的研究主要集中在纳米材料上，而助燃剂对烟气中羰基化合物释放的影响也在研究之中。但是，再好的香烟也只是对健康的危害程度略低而已，放弃吸烟才是最佳、最明智的抉择。

十三、促过敏物质胺类化合物

胺类化合物是指氨分子中的氢被烃基取代而生成的化合物。根据氨分子中氢被烃基取代的数目分类，依次分为一级胺（伯胺）、二级胺（仲胺）、三级胺（叔胺）。胺是极性化合物。低级胺易溶于水，胺可溶于醇、醚、苯等有机溶剂。

低级的胺是气体或易挥发的液体，气味与氨相似，具有鱼腥味；高级的胺为固体；芳香胺多为高沸点的液体或低熔点的固体，具有特殊的气味。胺与酸作用易生成盐。其反应活性通常随碱性的强弱而异，取代基的大小对反应活性的影响较大。

胺类化合物具有碱性，在一般条件下氨比任何一种甲胺的碱性都弱得多，但在溶液中其碱性与三甲胺相近，一甲胺和二甲胺的碱性较三甲胺约强 10 倍。

单胺类是机体内最重要的和最普遍存在的神经递质之一，它们广泛分布于人体大脑和内脏。已知的单胺类物质主要包括儿茶酚胺和吲哚胺，前者包括去甲肾上腺素和多巴胺，后者主要指 5-羟色胺。

胺类化合物中的组织胺、5-羟色胺、过敏性嗜酸性粒细胞趋化因子、血小板激活因子等可引起过敏反应及过敏性疾病。

十四、呼吸道的杀手氮氧化合物

氮氧化合物是指只由氮、氧两种元素组成的化合物。氮氧化合物包括多种化合物，如一氧化氮（NO）、一氧化二氮（N_2O）、二氧化氮（NO_2）、三氧化二氮（N_2O_3）、四氧化二氮（N_2O_4）和五氧化二氮（N_2O_5）等。

氮氧化合物都具有不同程度的毒性，主要以吸入性中毒为主，可刺激肺部，造成急性呼吸窘迫综合征。呼吸系统有问题的人，如哮喘患者，易受二氧化氮影响。对儿童来说，氮氧化物可能会造成肺部发育受损。长期吸入氮氧化物可能会导致肺部构造改变。动物实验证明二氧化氮有促癌作用。

吸烟所产生的氮氧化物其量虽较少，但长期刺激作用不可轻视。当一个不吸烟者吸入香烟烟雾时，会因其中的氮氧化物刺激而十分难受。

十五、辅助杀手羟基化合物

羟基化合物是指分子里含有羟基的物质，如醇类和酚类化合物。羟基又称氢氧基，是一种常见的极性基团，主要有醇羟基、酚羟基等。

在有机化学的系统命名中，在简单烃基后跟着羟基的称作醇，而糖类多为多羟基醛或酮。羟基直接连在苯环上的称作酚。醇羟基不体现出酸性，酚羟基和羧羟基体现出弱酸性，酚羟基酸性比碳酸弱，强于碳酸氢根；羧羟基（羧基）酸性比碳酸强。

羟基是有机化学中最常见的功能基团之一，无论是醇羟基还是酚羟基均容易被多种氧化剂所氧化。因此在多功能团化合物的合成过程中，羟基或者部分羟基需要先被保护，阻止它参与反应，在适当的步骤中再被转化。多羟基化合物中有很多的羟基，而羟基可以和水形成氢键，和水分子结合得更加稳定。

单纯的羟基化合物对人体无不良影响，但吸烟时香烟中的羟基化合物在高温中释放后很快与其他物质产生反应，生成新的物质，而这些新物质中不少是对人体有害的。因此，香烟中的羟基化合物对其他有害物质危害人体健康起到了辅助性作用。

十六、综合性杀手农药残留物质

1. 香烟中的农药残留物质

农药残留是指在农业生产中施用农药后一部分农药直接或间接残存于作物、畜产品、水产品以及土壤和水体中的现象。使用农药后残存于生物体、农副产品和环境中的微量农药原体、有毒代谢物、降解物和杂质总称为农药残留物质。

目前影响蔬菜、烟草质量的农药主要为杀虫剂类农药，在此类农药中又以有机磷类杀虫剂为主。学术界认为值得注意的是"三个 70%"：使用农药中 70% 为杀虫剂；杀虫剂中 70% 为有机磷类杀虫剂；有机磷类杀虫剂中 70% 为高毒、剧毒、高残留农药。

病虫害是影响我国烟草产量与质量的重要因素，烟草在种植和存放过程中都会遭受多种病虫的危害。据全国烟草侵染性病害调查和全国烟草昆虫调查，发现我国的烟草侵染性病害有 68 种，害虫 200 多种。生产过程中针对病虫害可以采取各种各样的措施，其中最主要的是化学防治，全国烟草生产中每年使用的农药为 4500～8000 吨。由于农药在使用过程中存在着生物种群与生态环境、药效与残毒等方面的不协调性，广泛、大量和长期使用化学农药造成了烟叶中农药残留量增加，病虫的抗药性增强和再度猖獗，形成了恶性循环。

烟草的农药残留物质主要来源于两个方面。一方面，烟草和其他农产品一样，也要使用农药保护其免受病虫草害的影响。为了有效防治病虫害，常采用喷雾方式对烟草施药，施药后一部分通过物理或化学作用降解或挥发到大气中，另外一部分黏着在烟草叶面的绒毛上，或渗透到烟叶蜡质层，通过吸收、疏导进入烟株汁液中。这些农药在烟株内酶的作用下，逐渐分解消失，但速度比较缓慢，在收获时烟叶中往往有微量的农药及有毒代谢产物的残留，特别是施药不当，如烟叶在采收前施药，高浓度、大剂量、多次施药，更容易导致烟叶中有过量的农药残留。因此，直接在烟草上使用的农药会造成烟草的农药残留量增加。

另一方面，由于烟草是在特定的环境中生产的，它易受环境的影响，特别是土壤、水质的影响。土壤、灌溉水中的农药残留也会污染烟草，造成烟草的农药残留。即使在当年未施农药的烟田，如果曾经使用过某些残效期长的农药，在适宜的条件下，残留在土壤中的农药会通过降解吸附作用,随水分进入烟株;大气和周围环境中的农药,也会随着空气漂移、降水、地表径流和灌溉流入未施农药的烟田,通过代谢进入烟株,导致烟叶中有农药残留物质。这类农药残留物质主要是有机氯杀虫剂等。

影响烟草中农药残留量的原因很多,其中农药本身的性质、环境因素以及农药的使用方法和使用剂量是主要因素。一般来讲,乳油、悬浮剂等用于直接喷洒的剂型对农作物中农药残留量影响较大;而不加节制地滥用农药,施用剂量超标,与农作物中农药残留量有着最直接的关系。例如,溴氰菊酯在烟叶上的残留量受施药剂量的影响,同样在施药 8 天后取样,每亩施药 51.2 毫升的样品,其残留量为 0.581 毫克/千克,而每亩施药 8.8 毫升的样品,其残留量仅为 0.183 毫克/千克。还因为有机氯农药在土壤中的残留期长,烟叶中残留的有机氯农药多为烟草吸收了土壤中残留的有机氯农药所致。

在烟叶烘烤过程中,烟叶积累的农药会进一步转化和分解,没有分解的农药或农药的代谢产物构成了烘烤后烟叶中农药残留物质的主体。烘烤后的烟叶在存放过程中,烟叶内部的一部分农药残留物质自行降解,所以储存一段时间后的烟叶农药残留量有所降低。但不可忽视的是,烟叶在存放过程中使用的杀虫剂等还可能造成新的农药残留。

2. 农药残留物质的危害

烟草虽然不被直接食用,但很多国家依然把烟草划为食品类或准食品类。作为吸食品,烟草在燃烧过程中发生大量复杂的化学反应,产生许多新的化学物质,农药残留物质也会参与其中。

香烟在燃吸时,残留的农药可以通过较高的输送率转移到烟气中,如甲萘威的输送率为 1%、克菌丹为 2.7%、马拉硫磷为 1.25% ~ 1.30%、异狄氏剂为 18% ~ 30%、p,p'-DDT 为 2.4% ~ 9%、p,p'-DDD 为 10% ~ 18%、o,p'-DDT 为 0.1%。这直接影响到吸烟者的健康与安全。

农药残留物质急性中毒是指在食用了超标太多的"农药产品"后，轻则头痛、头昏、恶心、倦怠、腹泻、腹痛，重则痉挛、呼吸困难、大小便失禁、昏迷甚至死亡。临床资料证明，含有机汞、有机氯的农药对人的神经、肾、肝等有损伤作用，有机磷和氨基甲酸类农药会抑制人体内的乙酰胆碱酯酶，而有机砷类农药会引起贫血、血红蛋白症、脱皮、神经炎等。目前，有机磷、有机氯等污染是农药污染的主要来源，绝大部分的杀虫剂都含有这两类物质中的一种。

农药残留更为可怕的危害是使人在不知不觉中慢性中毒。残留农药在人体内长期蓄积，会使体内毒素过多，从而致癌、致畸（畸胎和畸形儿）和致基因突变（即损伤生物遗传物质，导致不可逆诱变），损害身体的重要脏器。慢性中毒作用包括对神经、生理、生化、血液、免疫和病理等方面。这种伤害，一是危及青少年、儿童的生长发育与成熟；影响胎儿正常发育，特别是对胎儿心脏、神经系统发育的损害是非常严重和直接的。二是导致神经系统功能失调，破坏人体器官生理功能，造成内分泌紊乱，如引起妇女月经失调及面部生出各种斑痕等。三是引发中老年人各种疾病。四是损害生殖系统，实验研究表明，某些农药会降低精子数量，影响精子质量。有资料表明，最近 30 年男性精子质量下降 50% 左右。另外，有些农药还会导致女孩子性早熟。

对农药残留物质超标的危害，一般人将注意力主要集中在对人体的损害方面，实际上这种危害远远超出了这个范围，除了人之外，它还直接损害人们赖以生存的环境，损害与人类共同生存的野生动物与植物等。

3. 预防烟草中农药残留物质超标的措施

选用高效低毒低残留农药，是预防农药残留物质超标的有效途径。在生产中必须选用对人畜安全的低毒农药和生物剂型农药，禁止剧毒、高残留农药的使用。多次重复施用一种农药，不仅药效差，而且易导致病虫害对药物产生抗药性。当病虫害发生严重，需多次使用时，应轮换交替使用不同作用机制的药剂，这样不仅可延缓或避免抗药性的产生，而且能有效地防止农药残留物质超标。

随着烟草和烟草制品的国家间贸易日趋增加，烟草及烟草制品的农药残留量是各国在烟草制品贸易中关注的重要内容，已成为国际市场烟叶评价和选购的重要指标，也是国际烟草贸易中进行商品检验的重要指标之一。一些发达国家已经制定了烟叶中农药残留量的最大限量法规，以便限制烟叶进口。

1983 年美国颁布了《牛奶和烟草管理法》，要求就美国烟草上不能使用但其他烟草生产国可能在使用的农药规定最大限量，对进口的烟叶进行检验，以保证其农药残留量不会超过这一最高限量。1986 年联邦德国制定了卷烟和烟丝中 18 种农药、烟叶原料中 71 种农药的残留量的推荐最高限量标准。

世界上许多国家对多种农药在烟草（烟草制品）中的最大残留量都制定了标准，如法国有 4 种、匈牙利有 32 种、意大利有 96 种、俄罗斯有 25 种、西班牙有 41 种、克罗地亚有 43 种、爱沙尼亚有 16 种、马来西亚有 6 种。综合德国、美国、西班牙和意大利制定的国家标准，对卷烟和烟叶中农药残留最高限量做出规定的就多达 151 种农药。

我国在烤烟生产上使用的农药品种繁多，2004 年中国烟叶购销公司推荐使用的就有 48 种，生产上实际使用的有近百种。我国制定的一系列农产品的最高农药残留限量标准中，涉及烟草的标准有 13 项。国家烟草专卖局注意到农药残留是影响烟草持续发展的问题，提出了以控制烟叶农药和重金属残留为核心的"无公害烟叶生产技术"。

随着《世界卫生组织烟草控制框架公约》的签署，世界上的卷烟制造业对烟叶原料的诚信度和来源要求越来越高，卷烟生产企业要求烟叶产地在提供原料时，还必须提供烟叶的详细资料，其中就包括病虫害防治措施和烟叶中农药残留量等。农药残留是影响烟叶安全性的重要内容，部分烟叶农药残留物质超标问题将可能成为未来限制我国烟叶发展的关键因素，因此我们应该花大力气重视生产中烟叶农药残留量的控制问题，尽量减少农药残留对烟叶造成的影响与对人体的危害。

第三章
为健康而戒烟

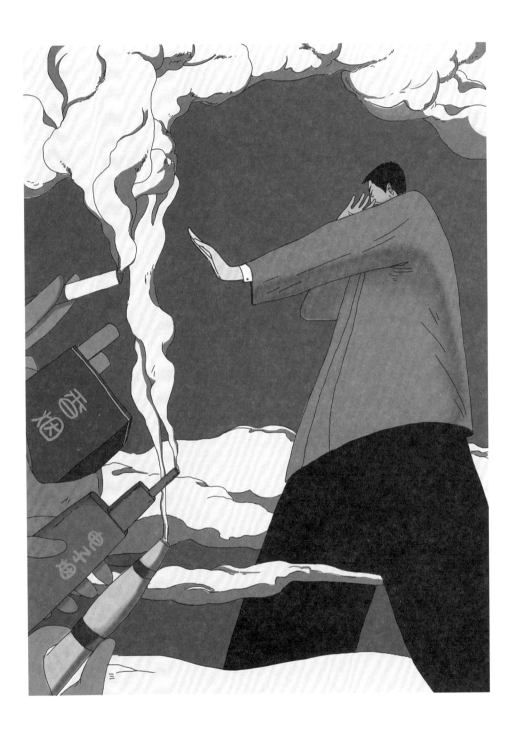

充分认识到香烟的危害便可以理解，戒烟是改善烟民健康状况的最有成效的方法。戒烟成功之路在于烟民的内因，外因只是条件，再好的戒烟方法和技巧也要通过吸烟者来实践，持之以恒地坚持下去才能收到理想的效果。

一、吸烟指数与癌症的关系

吸烟指数是每日吸烟支数与吸烟年数的乘积。医学家认为，如果一个人的吸烟指数大于 400 支年，他便成为肺癌高危对象。

例如，每天吸 20 支香烟，20 年吸下来，20 乘 20 便达到 400 支年，这位吸烟者就是肺癌高危对象。如果每天吸 40 支，那么只需 10 年便达到 400 支年的水平，这将比前一位吸烟者提前 10 年达到肺癌发病高风险期。因此，通过吸烟指数可以估计某位吸烟者罹患癌症的风险。

值得注意的是，吸烟指数虽为划定肺癌高危对象而设，但并非每位吸烟者一定要达到 400 支年才患肺癌，也不是达到 400 支年一定会患肺癌。400 支年的说法至少给人们如下的信息。

一是吸烟与肺癌有关，达到一定的量便与肺癌挂上了钩。任何疾病的产生都有一个量变到质变的过程，也就是说吸烟量越大，患癌症概率越大，并且不一定只是患肺癌，还有可能患膀胱癌、前列腺癌等。

二是戒烟宜早不宜迟。在达到"肺癌发病高风险期"前把烟戒了虽说并非绝对不会患肺癌，但总对减少癌症发生有促进作用。既然肺癌的发生与吸烟量有关，那么悬崖勒马，少吸一些，患肺癌的可能性总会小些。

有研究结果表明，美国肺癌的发病率在 20 世纪 90 年代之前每年以 0.6 个百分点上升，自 1991 年起上升之势趋缓，而自 1996 年以来，则每年以 0.4 个百分点的速度下降。不但肺癌，据美国国家癌症研究所报告，美国常见的 10 种癌症中有 6 种，发病率上升之趋势皆已变缓，该报告明确指出，这是"以控烟为代表的生活行为改善的结果"。美国近 40 年来烟民已从占人口的 46% 降为 24%，几乎降了一半。

二、最重要的是认识到戒烟的益处

医学研究证明，仅仅戒烟数天，就会给心血管系统带来诸多益处。戒烟一年，患冠心病的风险比继续吸烟者下降一半。戒烟 5～15 年后，脑卒中的风险可降到不吸烟者水平。戒烟 15 年，患冠心病的风险与从不吸烟者相似。戒烟 10 年，患肺癌的风险比继续吸烟者降低一半，患口腔癌、喉癌、食管癌、膀胱癌、肾癌、胰腺癌的风险，以及患胃溃疡的风险也会降低，并且死亡的总体风险可恢复到从不吸烟者水平。因此，任何时间戒烟都不算迟，而且最好是在出现严重健康损害之前戒烟。"防患于未然"是最佳决策。

认知心理学认为，人对事物的认知是人类行为基础的心理机制，其核心是外界各种信息，如香烟及吸烟信息输入，大脑会进行分析与处理，然后在认识香烟的基础上决定是接受它还是拒绝它。

这是一个心理过程，其主要特点是强调对事物认知的作用，认为认知是决定人类行为的主要因素。因此多数人认识到香烟有害健康而不吸烟的同时，也会反对别人吸烟；而有少数人对香烟有害健康缺乏正确的认知，认为香烟并无多大危害。哪怕香烟的包装盒上写着"吸烟有害健康"，甚至在包装盒画着肺癌的图形，他们也视而不见，或见而不信。一些人看到别人吸烟显得"成熟"，或有利于社会交际，于是就接受香烟并且产生行动——吸烟——成为烟民。

从医学常识讲，人体的感觉器官主要有眼、耳、鼻、舌、皮肤等。因而人体具有视觉、听觉、嗅觉、味觉、触觉、温觉、痛觉等。香烟的形状与香烟的气味通过上述感觉器官传入大脑相关中枢进行分析与综合，让人对吸烟得出结论。

想吸烟者的结论可能是"正面"的可以接受的，因此试着吸烟，并从此一发不可收拾而成为"香烟的奴隶"！而拒绝吸烟者也同样接受了上述信息，但他们具有科学知识与科学头脑，分析后得出的结论是香烟有害健康，是一种"香味杀手"，因此拒绝吸烟与反对吸烟，成为健康的维护者和清新空气与环境的保护者。

同理，不少吸烟者放弃吸烟，并且主动成功戒烟，也是认知与行为的结果。吸烟者认识到吸烟对自身健康的损害，尤其是长期吸烟者产生许多与"烟毒"相关的疾病，小到气管炎或支气管炎，大到肺癌等，同时家人或同事、朋友因被动吸烟也产生各种本不该发生的病症。他们因此接受了关于香烟有害健康的知识，产生了新行动——戒烟！这样的事例举不胜举。

三、任何年龄戒烟都对健康有益

医学专家指出，吸烟有百害而无一益，戒烟对自己身体健康大有益处，对家人及社会公众益处良多。这些益处是看得见的——环境清新、衣物清洁、手指不发黄、门齿变洁白等。戒烟者能实实在在体会到戒烟带来的好处——不咳嗽、呼吸道通畅、血氧供应充足、身心健康等。无论是老烟民或小烟民戒烟都势在必行。

当然，在戒烟的过程中，戒烟者有时候会产生一些身体上的反应，就是所谓的"戒断症状"，尤其老烟民的症状更明显些。但不用害怕，只要有心理准备与戒烟的决心，这点不适反应又怎能阻碍戒烟者为获得身体健康而作出的努力。世上无难事，只怕有心人！

其实所谓的戒断症状也因人而异，对于一个意志坚强者，根本无多大影响。戒烟初期尽管会产生不适，这客观上是戒烟者体内正在清除毒素，重新调整体内的平衡状态所必要的生理变化。这种逐渐清除烟毒带来的不适，是恢复正常生理平衡的必然过程。

相关研究指出，对戒烟者进行体检的结果提示：戒烟 8 小时后血中一氧化碳浓度降至正常，氧分压水平恢复正常；戒烟 48 小时后神经末梢的尼古丁影响消失，嗅觉与味觉改善；戒烟 72 小时后支气管平滑肌不再痉挛性收缩，呼吸通畅，肺活量增加；戒烟 3~9 个月后，咳嗽、鼻窦充血、疲劳、气急等症状减轻或消失，支气管黏膜上又长出新的纤毛，增强了呼吸器官自身清洁功能与抵抗感染的能力，血液循环改善，身体活动力增强。

戒烟的效果是正面的。例如，英国戒烟专家们进行前瞻性研究，对戒烟的英国医生群体进行长期追踪研究发现，不管过去吸烟时间多长，戒烟后总死亡率呈逐年下降。如果把 30~64 岁不吸烟的医生作为对照组，以他们的总死亡率为基数，将这同年龄段中戒烟后的医生按戒烟年数分组的死亡率与之相比，结果为戒烟 1~4 年者比值为 1.7，5~9 年者为 1.6，10~14 年为 1.4，而戒烟 15 年以上的为 1.1，已接近对照组水平。

关于戒烟后是否降低肺癌死亡率的研究结果也是肯定的。大样本研究表明，吸烟者戒烟后头一年肺癌死亡率略高于继续吸烟者，原因是戒烟者中有健康的也有生病者；但随着戒烟年数的推移，肺癌死亡率下降趋势明显。戒烟 10~15 年后，肺癌死亡率下降到几乎接近于不吸烟的对照组水平。不仅肺癌如此，其他与吸烟相关的癌症死亡率也明显下降。

有关预防心脏病的研究指出，戒烟对减少心脏病发病率具有立竿见影的效果。戒烟 24 小时后，患心肌梗死的病人再次发作的风险降低50%。戒烟 15 年后，由吸烟造成的心血管病理损害，就会基本消除。

因此，医学家认为，任何年龄戒烟都有益。例如，"戒烟门诊"遇到一位因患慢性支气管炎来咨询治疗的 61 岁男性退休教师刘老师，医生劝他如果戒了烟，就能大大减轻症状、减少发作，还可以降低患癌症的风险。可刘老师却说"我 19 岁就开始吸烟，吸了 40 多年，总想戒烟，但戒不了，越是到后来，越是觉得就是戒也太晚了，戒不戒的意义相差不大，也就心灰意冷了"。医生指出他的这种想法不正确，虽然已吸了 40 多年烟，戒烟对疾病的康复仍然具有促进作用，任何年龄戒烟对健康都有好处。医生向刘老师推荐了一本戒烟方法的小册子，并建议他必要时可来门诊进行戒烟治疗。

刘老师听了劝告，回家后经过几天思想斗争痛下了戒烟决心。花了近三个月的时间，几经反复，他终于战胜了自己，摆脱了"烟魔"纠缠。半年后，由于刘老师的坚持和努力，已经告别了香烟，并能够坦然面对周围烟民的"围攻"。戒烟后他的身体状况明显好转，抵抗力不断增强，远离了咳嗽，心情也十分愉快，真正地感受到没有香烟的日子真好！

专家提示，吸烟对身体的损害是一个渐进性的缓慢过程，开始吸烟年龄越小、吸烟年数越长、吸烟量越大，对身体损害越严重，患病的风险也就越大。因为吸烟可损害几乎所有的身体器官与系统，一般最易受影响也是受影响最大的是呼吸系统，其次是循环系统、消化系统等，随着烟气有害物质在体内的蓄积，损害可扩展到免疫系统、内分泌系统、骨骼系统、泌尿生殖系统等。

由于吸烟是慢性中毒，所以任何年龄段戒烟都可以中断其损害过程，有利于机体受损器官及组织的修复，降低相关疾病的发病率。

美国研究人员分析了 2556 名 65 岁以上老人的健康数据，其中 629 名是现烟民，1927 名已戒烟。经过 13 年的追踪随访与观察发现，戒烟 15 年以上者，心力衰竭或卒死风险显著降低，非常接近从不吸烟者。与从不吸烟者相比较，现烟民的死亡率要高一倍。与戒烟 15 年以上者相比死亡率要高 26%。

许多科学研究都证明戒烟能够延长寿命。如英国一份研究报告称：

若过 70 岁仍继续吸烟者会减寿 4 年；大约 1/4 的吸烟者会因吸烟得病而活不过 70 岁；在 60 岁、50 岁、40 岁、30 岁时彻底戒烟者，可分别延寿 3 年、6 年、9 年、10 年。

美国 1964 年的人群吸烟率高达 50%，经过 50 年的控烟努力，2014 年时，美国成人吸烟率下降到 20%，已有 800 万美国戒烟者延长了 20 年的寿命。

这些研究均证明任何年龄段戒烟都有益于健康。吸烟者千万不要犹豫，不要因烟龄大而放弃健康。戒烟越早，效果就越好！

四、如何评价"电子烟"

1. 什么是电子烟？

所谓"电子烟"是指不用烟草及其制品，而在特定的吸烟器具中加入尼古丁等物质，利用电子元件作为加热源，使贮存在特制的类似香烟形状器具内的尼古丁等物质形成气态供吸入者吸进体内的器具。

电子烟造型各异、品种繁多，但原理都基本一致，主要由盛放尼古丁溶液的烟管（"烟弹"）、蒸发装置和电池三部分组成。蒸发装置由电池供电，能够把"烟弹"内的液态尼古丁转变成雾气，从而让使用者在吸吮时有一种类似吸烟的感觉。

目前电子烟主要分为一次性电子烟、笔状电子烟和大功率电子烟三类，价格从几十元到近千元不等。不少商家宣称电子烟中没有焦油、飘浮微粒等有害成分，因此比传统香烟健康，并夸大其词地称电子烟是"戒烟神器"，有的甚至还专门针对不同性别，设计制作不同类型的电子烟。

电子烟到底能不能用来戒烟，目前众说纷纭、尚无定论。多数医学家认为，电子烟不仅起不到戒烟作用，还会误导青少年吸烟。

专家指出，青少年喜欢模仿大人的行为，如果宣传电子烟为"健康烟",很多青少年会效仿,将产生不良效应。事实上,关于电子烟对于青少年的吸引力和危害是客观存在的。国内控烟人士也多次呼吁相关部门要采取有力措施阻止向未成年人销售电子烟等产品。

2. 医学家认为电子烟对健康无益

业内专家指出,电子烟通过加热电子烟液体产生气溶胶供人吸入,是一种试图模拟吸烟感受的新兴产品。绝大多数电子烟的"烟弹"由尼古丁、丙二醇、甘油、香精等组成,而尼古丁是人们吸烟上瘾的根源,具有一定毒性。

医学专家指出,电子烟虽然不会有焦油等致癌物质,但电子烟中还是含有丙二醇等醇类物质,对健康有害。另外,电子烟中尼古丁依然存在,只是变了一种吸入方式而已,长期吸食对身体有害而无益。

医学专家强调,对于烟瘾很大的烟民来说,吸电子烟或许是一种尼古丁替代疗法,可通过不断减少尼古丁吸食量来最终达到戒烟目的,但由于现在电子烟质量参差不齐,成分不清晰,其危害性尚难以准确评估。因此,从安全性和副作用的角度考虑,在临床上,还是推荐通过药物或者尼古丁贴片的方式来进行戒烟治疗。

对儿童而言,电子烟内的液态尼古丁可能是致命的;但目前还没有专门的措施来保护儿童免受电子烟的危害。

世卫组织从未认为电子烟是一种合法的、帮助吸烟者戒烟的烟草替代品。该组织曾于2008年9月就"电子烟"公开表示,尚未掌握科学证据证明电子烟是安全有效的戒烟工具。该组织认为,吸烟者只有完全戒除尼古丁依赖,才能最大程度受益。因此,要求广大烟民提高对电子烟的认识——决心戒烟者,无论什么"烟"都要一概拒绝!

3. 国外对电子烟的态度

2012年,由希腊癌症协会提供资金支持,美国哈佛大学公共卫生学院"全球烟草控制中心"的首席研究员康斯坦丁·瓦达瓦斯和他的同事，在希腊雅典对 30 名身体健康的吸烟者进行测试，观察他们使用电子烟后呼吸道的变化。

研究人员发现，受试者吸电子烟 5 分钟后，肺部有收缩迹象，结合其他呼吸指标测试，还发现有发炎症状。这是第一次有直接证据证明仅仅使用一支电子烟，就能对呼吸系统产生这么强烈的刺激。

这种短期的肺部反应是否会对健康造成长期影响还有待深入研究，比如是否会造成肺气肿等肺部疾病。但研究人员强调，如果仅仅使用几分钟就能引起呼吸系统明显变化，那长时间反复使用电子烟可能造成的后果，就不得不引起足够的重视了。

早在 2009 年，美国食品药品监督管理局对几家电子烟制造商的产品进行了分析，发现在这些电子烟中，除了乙醇和甘油之外，还存在微量致癌物质亚硝胺以及其他一些潜在的有害物质。美国疾病预防控制中心提醒：在年轻人中，包括那些从不吸烟的年轻人中，电子烟要被准确定位，须禁止向未成年人销售。

数据显示，2017 年，美国超过 200 万名初高中学生使用电子烟。美国食品药品监督管理局已宣布了一系列严格控制电子烟销售的措施，特别是受青少年青睐的"香型"电子烟，以遏制其在美国青少年中使用泛滥的状况。他们要求美国几家主要电子烟生产商必须提交有关阻止青少年获得电子烟的"强有力"方案，否则将禁止他们继续销售"香型"电子烟。

德国联邦健康教育中心主管伊丽莎白·波特博士表示，电子烟为在"烟弹"中的液态尼古丁蒸发出来时产生"吞云吐雾"的效果，添加了大量丙二醇作增湿剂。丙二醇最多可占到"烟弹"内液体含量的 90%。该物质易刺激呼吸道，进而引发一些急性症状，对健康的危害可能比传统香烟还要高。德国汉诺威出台了禁止在公共场所和汽车中吸电子烟的规定。

法国的一项研究显示，使用电子烟亦会导致癌症。该研究认为：部分电子烟产品中尼古丁含量甚高，而一些电子烟所包含的致癌物质对人体健康造成的危害并不低于普通香烟。因此，电子烟也会对身体造成危害，和普通香烟一样会引发癌症。同时，因为电子烟装置加温速度过快，在此过程中还会产生一种叫丙烯醛的有毒分子。吸入丙烯醛可能损害呼吸道，出现咽喉炎、胸部压迫感、支气管炎；大量吸入可致肺炎、肺水肿、休克、肾炎及心力衰竭。

英国研究人员研究了电子烟对呼吸系统的影响。他们发现，电子烟的蒸汽致使肺脏中重要的免疫细胞被抑制，从而导致组织发炎。这项研究发表在英国医学杂志 *Thorax* 上。研究小组讨论了电子烟液体和蒸汽对肺泡中巨噬细胞的影响。巨噬细胞参与了肺部主要的免疫反应，它们可以去除呼吸器官中具有传染性、毒性或过敏性的粒子。研究小组发现，与暴露在液体里相比，这些细胞暴露在蒸汽中时，受到的损伤更大些。

目前，电子烟在加拿大、挪威、瑞士、土耳其、美国、澳大利亚、巴西、阿根廷等国家已经被禁止。

4. 我国对电子烟的态度

近年来，随着健康观念的不断增强，人们对烟草危害健康的认识不断加深。但是，电子烟被不少商家吹嘘为"健康的吸烟方式"，受到一些想戒烟又戒不了的烟民热捧。2018 年 12 月 13 日的《楚天都市报》有以下报道：

57 岁的王先生家住武昌小东门附近。6 年前，他在一次同学聚会上，看到有人手中拿出一支外观像笔一样的东西"吞云吐雾"，跟抽烟一样，只是非但没有烟味，还有一股水果的香味。

"我当时烟龄有近20年，听同学说电子烟很健康，还可以帮忙戒烟，感觉像捡到宝一样。"王先生说，他自己是一名慢阻肺患者，医生多次嘱咐要戒烟，可他就是坚持不了，看到电子烟，让他仿佛看到一个两全其美的办法。

"电子烟比香烟口味要清淡一些，因为觉得没有危害。我比原来抽得更凶了。"王先生说，整整6年，他每天都会吸电子烟，偶尔觉得电子烟不过瘾时，还会抽上几口香烟。慢慢地，他开始习惯于交替吸食电子烟和香烟。

让王先生没有想到是，他近日去武汉市第三医院检查时发现，自己的肺功能进一步恶化。医生告诉他，这也与他一直吸电子烟有很大关系。

中国专家揭露，所谓"电子烟有助于戒烟"是商家的噱头，吸电子烟，既能享受吸烟的快感，又能避免烟草的危害，还能最终帮助戒烟，并非事实。

中国控制吸烟协会一位副会长认为：我国目前既没有明确电子烟属于药品、医疗器械，也没明确属于烟草专卖品，电子烟没有国家的产品标准，因此缺乏质量监管和安全评价，从生产、销售到使用等多个环节长期处于无人监管或监管不到位的状态，导致电子烟市场乱象丛生。

中国控制吸烟协会另一位副会长、首都医科大学肺癌诊疗中心主任认为：电子烟是新产品，相关医学研究还在进行中，虽然我们目前还缺乏电子烟对身体健康影响的具体数据，但我们呼吁至少应该把电子烟纳入无烟环境法律中。这位副会长建议：除了做好保护未成年人免受电子烟侵害的工作之外，地方在出台控制吸烟条例时也应该考虑将电子烟纳入其中。

国家市场监督管理总局、国家烟草专卖局发布了《关于禁止向未成年人出售电子烟的通告》，要求各级市场监管部门和烟草专卖行政主管部门进一步加强对电子烟产品的市场监管力度，结合学校周边综合治理等专项行动督促各类市场主体不得向未成年人销售电子烟，并对生产销售"三无"电子烟等各类违法行为依法及时查处。学校、家庭要加强对未成年人的教育与保护，强调电子烟对健康的危害。媒体要加强未成年人吸烟包括吸食电子烟危害健康的宣传。任何组织和个人对向未成年人销售电子烟的行为应予以劝阻、制止。

5. 吸电子烟的深刻教训

2018 年 7 月 10 日，国航 B737 / 5851 号机执行 CA106 香港至大连航班，正在广州管制区域万米高空飞行时，该机的一位副驾驶员突发烟瘾。他当然知道飞机上是绝对禁止吸烟的，可是他的烟瘾驱使他想吸一口电子烟来缓解烟瘾。

为防止烟味扩散到客舱，在没有通知机长的情况下，副驾驶员准备关闭客舱再循环风扇，但却误关了相邻的空调组体开关，导致客舱的引气不足，增压告警。飞机突降 7000 余米，机组按应急释压程序处理，释放客舱氧气面罩。在下降到 3000 米高度后，机组发现问题，重新接通空调组件，增压恢复正常，继续飞往大连安全落地，无人员受伤，飞机没有受损。

民航东北局 7 月 12 日发布的通报显示，国航 CA106 航班当时机上有 153 名旅客，9 名机组成员，共计 162 人。遭遇此次意外事故时，若未能及时发现并排除故障，则可能导致严重事故，有可能危及 162 人的生命安全。所幸的是，机长及时正确对待与妥善处理，航班才最终安全降落。

事件发生后，国航通过官微发布消息：经调查核实并依据公司安全管理规章，决定对涉事机组做出停止飞行资格、依法解除劳动合同的处理。对负有责任的相关管理人员进行了严肃处理。

这就是一口电子烟带来的严重后果，多么值得深思啊！

五、当前我国青少年吸烟与控烟概况

几个世纪以来，人类在"烟文化"的熏陶下，吸烟的不良习惯也在社会上漫延。伴随着商业文明的发展，吸烟似乎成为具有"男人魅力"的象征之一。有不少男孩子也模仿成人吸烟者开始吸烟，使少数青少年成为新的烟民。据报道，世界范围内青少年吸烟率几乎都是呈上升趋势。

据估计，我国青少年现有吸烟者约 1500 万人，尝试吸烟者约 4000 万人，并且开始吸烟年龄呈现低龄化趋势。青少年吸烟率近年亦有增高趋势，青少年开始吸烟的年龄降低，吸烟率随年龄升高而升高，某市小学生吸烟率为 2.99%，高中生即增至 61.9%。

2018 年 5 月 27 日，以"不吸烟、我健康、我时尚"为主题的 2018 年世界无烟日青少年控烟活动在北京举行。据资料介绍，中国青少年吸烟率平均达 6.9%，尝试吸烟率高达 19.9%，多位控烟领域专家在会上呼吁，禁烟工作要"从娃娃抓起"。

此次活动是在国家卫生健康委宣传司、教育部体育卫生与艺术教育司支持下，由中国控制吸烟协会、北京市疾病预防控制中心在北京十一学校举办。

国家卫生健康委宣传司负责人在会上表示，自《世界卫生组织烟草控制框架公约》在中国生效以来，中国的控烟履约工作取得了积极进展，全国已有 18 个城市颁布了公共场所禁止吸烟的地方性法规。

此外，教育部两次印发控烟文件，要求全国大中小学校创建无烟学校，有力地推动了学校控烟工作开展。控烟宣传教育工作不断深入，营造了支持控烟的良好社会环境。

该负责人强调，中国控烟履约工作仍面临着一些挑战，成人吸烟率仍处于较高水平，距《"健康中国 2030"规划纲要》提出的，"到 2030年，15 岁以上人群吸烟率降低到 20%"的目标，仍有很大差距。

青少年时期是健康行为和生活方式形成的关键时期，这一时期养成的习惯常伴随一生。因此，必须高度重视青少年控烟工作，坚持"大卫生、大健康"理念和"把健康融入所有政策"方针，坚持"政府主导、多部门协作、全社会参与"的工作模式，政府、学校、家庭和全社会的共同努力，制定控烟政策，建设控烟支持性环境，加强控烟健康教育，营造有利于青少年控烟的社会氛围。

研究表明，20～30 岁的每日吸烟者中，一半以上在 20 岁之前已经成为每日吸烟者。还有约 23% 的青少年曾经尝试吸烟。因此研究青少年吸烟问题具有重要的临床意义和社会现实意义。

据 2010 年北京市疾病预防控制中心学校卫生所对北京市 11000 名中学生开展的调查显示：54.11% 的中学生表示经常在影视剧中见到吸烟镜头，38.49% 的中学生认为演员吸烟表现出的是成熟、有魅力；32.87% 的中学生表示会尝试模仿影视剧中的人物吸烟。

因此，更重要的是教育青少年认识香烟及吸烟的危害，拒绝烟草诱惑，从而使他们远离烟草，健康成长与发育。

六、预防吸烟应从青少年抓起

2010 年全球成人烟草调查是针对 15 岁以上散居成人开展的一项入户调查，旨在了解各国烟草使用状况，为各国制定、跟踪和实施有效的控烟干预措施提供强有力的支持。全世界有 14 个国家参与，中国是参与国之一。

当时，卫生部委托中国疾病预防控制中心组织实施这项调查。调查内容包括：调查对象的背景信息、烟草使用情况、戒烟、二手烟暴露、烟草花费、烟草使用和二手烟暴露对健康危害的知识和态度，以及对控烟系列政策执行情况。

据《中国青年报》报道，清华大学卫生与发展研究中心研究指出，在"全球成人烟草调查·中国部分"调查结果显示，和 8 年前相比吸烟率、戒烟比例和二手烟暴露情况没有明显改善，中国 15 岁及以上男性吸烟率仍高达 53%。

戒烟专家学者分析指出，由于烟草行业越来越多使用植入式广告，部分影视作品中吸烟镜头对青少年产生不良影响，这一现象必须纠正。据中国控制吸烟协会的统计，2009 年 40 部影片中仅有 9 部完全没有烟草镜头，其余的影片则是普遍"冒烟"。

北京市疾病预防控制中心学校卫生所表示：影视剧中通常把吸烟与魅力、成熟、性感和时尚联系在一起，这对诱使青少年吸烟产生极大的推动作用。我国青少年吸烟率呈逐年上升趋势，且吸烟年龄呈低龄化，这将对中国的控烟构成严峻挑战。

由于青少年正处于长身体、增智慧阶段，更由于他们的世界观、人生观、价值观等还不成熟，对某些不良现象与行为还缺乏正确认识，更缺乏抵抗力与免疫力，作为成熟的而负责任的剧作家及演员要对青少年的健康成长起到良好的引导作用。值得欣慰的是，近年来的影视作品在这方面有了较大的进步。

教育工作者指出，良好习惯是培养出来的，不好的习惯是模仿出来的。青少年是祖国的花朵与未来，也是世界的未来，值得全社会关爱与呵护。希望全社会都来关心与关爱青少年的健康成长！

如何让青少年免受烟草及其制品的危害是全社会的责任。笔者从事预防烟害工作数十年，重点也放在对青少年的关爱与培养上。近年来在对青少年进行素质教育的同时，时时处处关爱他们免受"烟害"困扰。在小学生、中学生中宣传教育预防烟草及其制品的危害，远比他们不自觉地染上"烟瘾"后再"戒烟"要容易得多，也有利得多。

不仅要教育青少年不吸食烟草制品，还要求他们当好戒烟的小小"义务宣传员"，因为不少孩子的家长或祖辈是烟民，他们长期生活在烟雾弥漫的家庭中，由于缺乏相关科学知识而只好被动吸烟——无力与之抗争。当他们掌握了相关科学知识——有了与烟草抗争的科学"武器"就会主动保护自己与家人！

让天更蓝、空气更清新，让我们生活的环境更优美，让"健康中国"与"美丽中国"早日实现，是新时代每一个公民共同的责任与担当！

七、向果断戒烟者致敬

部分吸烟者总认为戒烟难，其实只要下定决心戒烟就不难！

1. 领袖人物戒烟的例子

伟大的无产阶级革命家列宁是在 17 岁时学会吸烟的，而且烟瘾较大。列宁的母亲是医生的女儿，她懂得吸烟的害处。她对儿子吸烟上瘾感到十分伤脑筋，曾多次叫列宁戒除这种不良嗜好。

开始，列宁对母亲的劝告只是微笑着说："妈妈，我是健康的，吸这点烟不可能造成多大的危害。"母亲疼爱儿子，她想了许多办法叫儿子戒烟，可都没有效果。

后来，她终于想出了一个好办法。有一次，列宁的母亲在洗衣服时，看到列宁在身旁一边看书，一边吸烟，就对列宁说："孩子，我们家是靠你父亲的抚恤金过日子，抚恤金是不多的，每一项多余的花费都会直接影响到家庭生活。你吸烟虽然花费不多，但日久天长，也是一笔不小的开支。假如你不吸烟，那对家庭生活是有好处的。"

列宁抬头见母亲为这个家庭辛辛苦苦地劳作，顿觉自己吸烟既影响健康又浪费了金钱。他对母亲说："妈妈，您说的这些过去我没有考虑到。好！从今天开始，我不吸烟了。"说完，他立即掐灭了手中的香烟，并且把衣袋里的烟掏出来放在桌子上，不再碰它。从此列宁再未吸过一支烟！

十月革命胜利后，列宁在办公室墙上贴上"禁止吸烟"的纸条。若有人不遵守规定依然吞云吐雾时，他会生气地当众撕下纸条，并且说"免得糟蹋规定"。

有一次，列宁在参加"星期六义务劳动"时，一位年轻的红军指挥员出于敬仰，非常有礼貌地请他吸烟。列宁谢绝了，并且幽默地笑着说："同志，你在战场上和敌人勇敢作战，你为什么不能跟吸烟作斗争？"

我们能从列宁戒烟的故事中受到的启迪是，戒烟不是技术问题与技巧问题，而是思想认识与毅力的问题，只要有决心与恒心戒烟就能成功。

2. 领导干部戒烟典型

原卫生部部长崔月犁同志是一位老革命，也是一位资深的老烟民。对于戒烟一事他曾说：戒烟不容易，但也容易。

他吸了 33 年的烟，曾短暂戒过两次，但都没有坚持下来。他曾问一些老同志，对吸烟与戒烟的感受与体会。这些老同志以前也曾吸过烟，一下决心也就不吸了。

1978 年某日，他下决心彻底戒烟。从那天起一直坚持下来，不论有无客人，再也没吸一支烟。他不吸烟，老伴也不吸烟了。

3. 知名学者戒烟典型

张伯苓是我国著名教育家。1919 年以后，他倾心于教育事业，相继创办了南开大学、南开女中、南开小学。他不仅创办学校，更注重对学生品德的培养，十分注重素质教育，并且身体力行、为人师表。但他早年也是一位烟民，还是位资深老烟民。

一次他亲临教学现场时，发现身旁有一名男生不仅身上有烟味，右手指也被熏黄了，便严肃地劝告说："吸烟对身体有害，要戒掉它！"出乎意料的是，这名男生鼓起勇气带着俏皮的口气对张先生说："请问，您吸烟就对身体没有害处吗？"

张伯苓先生虽心中不悦，但认为这男生说得有道理，便抱歉地笑了笑，立即呼唤身边的工友将自己的烟及烟具全部取来当众销毁。他亲手折断了自己用了多年的心爱的烟杆，并诚恳地对学生们说："从此以后，我与诸同学共同戒烟。"果然，打那以后他再也没吸烟了。

4. 医务工作者戒烟典型

湖北省肿瘤医院康复科宋主任从 20 岁开始吸烟，烟龄 25 年。起初，他感觉吸烟能改善大脑疲劳、排忧解闷，并没有感受到它的危害。然而，随着时间推移，吸烟使他的健康出现了严重透支。

他以前基本上不患感冒，自吸烟后频频感冒，严重干扰了工作与生活。职业的敏感性与残酷的现实给他敲响了警钟！为了自身健康，也为了家人、同事不再遭受"二手烟"的危害，他决定彻底戒烟。他体会到单纯认识吸烟危害性并不能保证戒烟成功，因为香烟中许多化学成分极具成瘾性使吸烟者难以自拔。刚戒烟两天他觉得全身不舒服，尤其是看到别人吞吐烟雾的样子，心理防线会受到强烈的冲击，偶尔也会出现再吸一口烟的想法。但是，他以自己的理性战胜了"烟魔"的进攻，终于克服了戒断症状。

此后，他在自己办公室门上贴上"无烟办公室"，既提醒自己不要吸烟，也拒绝"别人递来的任何一支烟"，把注意力全部集中到工作中，为其他戒烟的同事做出表率。

5. 年轻人戒烟的成功范例

小王是某单位的一位工作人员，35 岁的他有 18 年吸烟史。在 17 岁那年，看父亲吸烟吸得有滋有味，看到家里人都夹着烟，神态"潇洒"，认为自己也是成年人了，会吸烟才是个"成熟的男子汉"，于是开始吸烟。不到 30 岁时，他已成了一日吸两包的老烟民。

30 岁左右时，他那吸烟的老父亲患了严重慢性阻塞性肺疾病，有时咳嗽严重，上气不接下气。继而出现咳痰、咯血，胸痛得厉害，卧床不起，医生诊断为肺癌。最后肺癌终于夺走了他父亲的生命。

这给了他一次沉重的打击，他开始认识到吸烟就是将自己慢慢地"火葬"。照照镜子，看着自己又黄、又黑、又瘦的脸，他终于猛醒——香烟是夺命的"魔鬼"，决心一定要戒烟。

怎么戒烟，他请教了相关专家教授。他们告诉他秘诀：决心一下、方法很多、个人自找。他当即表示已下了戒烟决心，教授发现他平时爱好吹口哨，就告诉他每当想吸烟时就吹，用优美的哨声驱散烟瘾，并且嘴无吸烟之处，自然就不吸烟了。这个方法可真灵，吹呀吹、练呀练，他的口哨声越来越响亮、越来越动听。吹口哨不仅帮他把烟戒掉了，还让他在联欢会上获得一等奖。他因此被单位同事称为"口哨哥"。戒烟成功后，无论谁递烟他都谢绝，并且极力劝周边的吸烟者戒烟，成了一名"义务戒烟宣传员"，也是单位"无烟监督员"。他感到戒烟后生活工作比以前轻松愉快多了。

6. 一位老烟民戒烟后成了一名"控烟义务监督员"

2018 年 8 月 26 日的《长江日报》报道了一位有 30 余年烟龄的老烟民戒烟后做"控烟义务监督员"的事迹：

"戒烟后又吸烟对身体伤害更大。你已经坚持这么久了，千万不要半途而废！"24 日，武汉市第三医院呼吸内科袁竹青医生正在耐心开导电话那一头的老张。

家住洪山区的老张今年 62 岁，是有着 30 年烟龄的老烟民……一年前被检查出患有慢性阻塞性肺疾病，虽然前后数十次说要戒烟，但每次烟瘾上来还是忍不住想抽两口，从早抽到晚，一天至少 3 包。

半年前，老张的肺脏终于垮了，原有的慢阻肺急性加重导致严重呼吸衰竭，眼看平喘的药也失效了，喘息越来越困难，家人立马把他送进 ICU，气管插管辅助呼吸抢救 1 个星期才保住性命。

从 ICU 转入普通病房后……最开始，老张烟瘾经常犯，人也很烦躁，袁医生一有空就坐在病床前陪他聊天，故意转移注意力。老张戒烟的 3 个星期内，戒断综合征减轻了不少，可以出院了。

没想到出院后没人聊天反而无聊了，老张又怀念以前吞云吐雾的日子，连忙打电话问袁医生要怎么办。"我让他出去散散步，锻炼锻炼，顺便买点水果回来吃。"袁医生告诉《长江日报》记者，……散步、运动能够缓解独居老人的压力，为他带来充实感，降低吸烟的欲望。……

"现在只要身边有人吸烟，他就会劝别人戒烟。有时候闻到别人身上的烟味，他反而觉得不舒服了。"问及老张的戒烟效果时，袁医生笑着告诉《长江日报》记者，如今他俨然成了一名"控烟义务监督员"，看到身边亲朋好友抽烟，都会现身说教，力劝他们戒烟。

7. 成功戒烟的一般经验

从以上几个实例看，戒烟并不难，有志者事竟成。无论什么年龄、烟龄、职业、文化程度，无论是一次还是多次戒烟者，只要决心戒烟，真心实意地行动，就一定能成功戒烟！

下面简要介绍 10 条从大量研究与观察中归纳出来的有助于成功戒烟的经验，供戒烟者参考。

（1）主动承诺或明确宣布自己戒烟。这是为了表明戒烟决心，获得家人及朋友们的支持与鼓励，从而使戒烟的行动不受干扰且获得理解与支持，并受到相关的"监督"，可谓一举三得。

（2）做好戒烟思想准备，选择一个开始戒烟的日子，并郑重告知家人、同事、朋友。戒烟思想是戒烟行动的指导。

（3）在戒烟日前清理环境，扔掉香烟及吸烟用具（如打火机、烟灰缸、烟斗等），清洗染有烟味的衣服与被褥，清理自驾车辆，以及开窗通风，消除烟味刺激，以免勾起"烟瘾"。

（4）从戒烟之日起不吸任何一支烟，或逐渐减少吸烟支数与次数（当前多数专家认为少吸烟不如彻底不吸烟有效）。若是采用递减吸烟数量的方法，通常要坚持3~4个月才有可能戒烟。这种方法复吸率也较高。

（5）调节生活起居规律，做到生活、工作、学习、娱乐、休息定点定时，将生物钟调节好。戒烟期间防止劳累，适当多饮水，多吃水果或饮果汁，这有利于排除体内的尼古丁。

（6）烟瘾上来时，可立即做深呼吸，离开当前环境活动一下，或喝水，或咀嚼无糖分的口香糖，或饮用一些戒烟茶，或采用一些转移注意力的方法。总之要采取一切必要的手段来缓解或消除戒断症状，不被烟瘾所征服，而要战胜烟瘾。

（7）主动参加一些体育活动，如游泳、跑步、钓鱼等，可以缓解精神紧张和压力，转移注意力，有助于戒烟。

（8）创造一个无烟环境，可减少吸烟联想。如戒烟期间，家庭中没有其他成员吸烟；避免到往常习惯吸烟的场所，不参与有吸烟场景的活动。可在办公室门上贴上"无烟办公室"，可到无烟场所如去图书馆阅读、上网等。

（9）坚决拒绝别人的敬烟，这是非常重要的一点。经常提醒自己：如果再吸任何一支烟，足以使戒烟计划前功尽弃。

（10）当自己实在想戒烟，而又觉得戒烟很困难时，可以找专业医生或综合医院的"戒烟门诊"寻求帮助与指导。在那里可以获得相关戒烟的知识与科学的戒烟方法及耐心的指导。

第四章

戒烟的方法与技巧

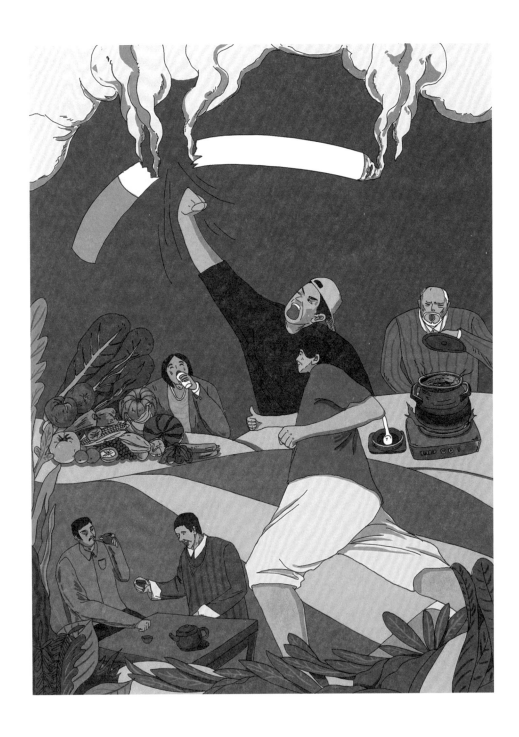

吸烟与戒烟都是认知行为的结果。从现代心理学的角度讲，人们的每一个举动都是认知行为的结果，吸烟与戒烟就是最好的例证。

下定了戒烟的决心，掌握科学的戒烟方法便可以让戒烟事半功倍。

一、戒烟方法概述

1. 一些常见的戒烟方法

（1）戒烟从现在开始，完全戒烟或逐渐减少吸烟次数与数量的方法，通常 3 ~ 4 个月就可以成功。

（2）丢掉所有与吸烟有关的东西，如香烟、打火机、火柴和烟灰缸。

（3）避免在往常习惯吸烟的场所活动。

（4）餐后喝水、吃水果或散步，摆脱饭后一支烟的想法。

（5）烟瘾来时，要立即做深呼吸，或咀嚼无糖分的口香糖，避免用零食代替香烟，否则会引起血糖升高，身体过胖。

（6）坚决拒绝香烟的引诱，经常提醒自己，再吸一支烟足以令戒烟的计划前功尽弃。

2. 科学应用戒烟的技巧

（1）下决心克服戒烟最难熬的前 5 天出现的戒断症状。

（2）两餐之间喝 6 ~ 8 杯水（根据气候），促进尼古丁排出体外。

（3）每天洗温水浴，忍不住烟瘾时可立即淋浴。

（4）戒烟期间要保证充分休息，生活要有规律，杜绝熬夜；饭后到户外散步，做深呼吸 15 ~ 30 分钟。

（5）不喝刺激性饮料，改喝牛奶、新鲜果汁和谷类饮料。要尽量避免吃家禽类食物、油炸食物、糖果和甜点。

（6）多吃富含 B 族维生素的食物，有助于安定神经，减轻尼古丁的影响。

3. 保持戒烟"成果"很重要

（1）饭后刷牙或漱口，穿干净没烟味的衣服。

（2）用拿钢笔或铅笔取代手持香烟的习惯动作。

（3）将大部分时间花在图书馆或其他不准吸烟的地方。

（4）避免进入酒吧和参加宴会，避免与烟瘾很重的人相处。

（5）用不吸烟省下的钱给自己买一件礼物。

（6）思想上要准备如何对付烟友们的"围攻"，如好友递来的香烟和言语的刺激等。

4. 上医院的"戒烟门诊"是有效办法

许多医院开设了"戒烟门诊"，由训练有素的专科医生对戒烟者进行指导与帮助。医生会对戒烟者讲解戒烟要经历的几个阶段：考虑戒烟，准备戒烟，采取戒烟行动，维持戒烟状态，拒绝复吸。许多人在彻底戒烟之前可能会反复地重复以上过程；但也有一些人反映他们发现戒烟比想象的要容易。不同的阶段需要不同的医学建议和必要的科学处理。

目前主要的戒烟方法有，由医师提供的社会支持、技能培训，正确地使用尼古丁贴片和尼古丁口香糖的尼古丁替代疗法，以及药物治疗等。联合使用这些方法效果会更为明显。尼古丁替代疗法是一种经济有效的治疗方法，它通过减轻烟瘾，可以使戒烟率提高一倍多。作为一种有效的帮助戒烟的公共卫生措施，这一疗法应该引起足够重视，以达到促使多数烟民戒烟的目的。

总之，烟民戒烟既要自己认识到戒烟的好处，更要认识到吸烟的害处，以发自内心地戒烟。在此基础上掌握科学的戒烟方法，并持之以恒，必要时寻求医药卫生工作者的适当帮助及家人的支持，就一定能达到戒烟的目的。

而笔者更注重的是，预防吸烟，在生活中拒绝烟草及其制品。这样既保护了自身健康也维护了他人健康，还给子孙后代留下了一片清新空气与蓝天!

二、从心理学角度戒烟更易成功

行为心理学认为戒烟是烟民一种个人良好行为的体现。说得严重一点，莫说是戒烟，即使"戒毒"也是个人行为坚强意志的表现。

20 世纪初自然科学飞速发展，一些年轻的心理学家认为心理学不能仅仅研究人的意识，它和其他自然科学处于同样重要的地位，应该像其他自然科学一样研究看得见、摸得着的客观东西，也就是人的行为。

所谓"行为"就是机体用以适应环境变化的各种身体反应的总合。这些反应不外是肌肉收缩和腺体分泌，它们有的表现在身体外部，有的隐藏在身体内部，强度有大有小。心理学研究人的行为，在于查明刺激与反应的关系，以便根据刺激推知反应，根据反应推知刺激，达到预测和控制人的行为的目的。

1. 认知行为学说

戒烟的实质就像停止使用一种"无效的药物"。这是英国科学家艾伦·卡尔提出的戒烟认知新理念，深入理解这一新理念，有利于决心戒烟。艾伦·卡尔是一个有着 30 多年烟龄的"老烟枪"，而且最后发展到一天要吸 100 支香烟，他声称没有人比他烟瘾更大。

在一次经过心理医生进行催眠治疗后，他忽然领悟了吸烟与戒烟的秘密，从此成功戒烟。卡尔的看法是，吸烟者不会从吸烟上获得任何享受，吸烟只是为了缓解前一支烟带来的戒断症状，反过来这支烟吸完又会带来新的戒断症状，这样吸烟行为就永远停不下来，只有戒烟才能最终摆脱戒断症状。

他用以下比方来阐述他的戒烟新理念——心理学称为"认知-行为疗法"。

假设 A 君得了一种怪病，脸上又痛又痒，正好有一种"特效药"（这种所谓的"特效药"只治标不治本）。我对 A 君说试试这种药吧，他把此药涂在脸上，症状立刻消失。一个星期后此症状复发。他问我还有此药吗？我又给他药，他涂了药症状又消失了。而每次停用此药后复发症状都更重，间隔时间也越来越短，最后症状完全覆盖了他的脸，痛得难以忍受，而且间隔半小时就复发一次。他知道涂此药只能暂时缓解症状。他非常担心症状会波及全身，复发也会逐渐没了间隔时间，就尝试了很多别的方法，但都没有效果，除了那种所谓的'特效药"。

最后他明白了：所谓"特效药"只不过让他得到短暂"缓解"，从而使他完全离不开此特效药（这就是依赖性与成瘾性）。每当外出他都随身带着这种药。突然有一天，A 君在报纸上看到，自己并不是唯一患有这种怪病的人，许多人都面临同样的问题。医学家已经发现，该"特效药"并不能治愈这种病，只能抑制症状——是一个恶性循环！此药只让病变暂时缩回至皮肤底下，疾病并未根除。症状所以越来越重，就是长期用该种药的缘故，要想让症状彻底消失，达到根除之目的，唯一的办法是停止用此药，随着时间推移而自然好转，症状会随之消失。

A 君认清了"特效药"庐山真面目，便毫不犹豫地停用了此药。虽然曾有一个阶段的难受与痛苦，但他体会到"长痛不如短痛"，最终摆脱了病痛的折磨。

艾伦·卡尔把香烟比作吸烟者治疗戒断症状的"特效药"，吸食它就像 A 君用那种药物治疗脸部疾病一样，起到的是"恶性循环"作用。决心戒烟者只要认识到吸烟有害健康，采取彻底戒烟的正确行动，就一定能收到良好的效果！

医学专家已经发现，吸烟（包括电子烟）并不能治愈尼古丁戒断症状，而只能使之暂时得到缓和，但症状却会越来越重。要想让戒断症状彻底消失，唯一的办法是停止吸烟，让症状随着时间推移而自然消失。

换言之，戒烟后经过一段"不适"就会恢复正常。

艾伦·卡尔强调，戒烟时不要考虑某一支烟，吸烟这件事是一个整体，任何一支烟都会使人一辈子做烟瘾的奴隶。他认为，认识、意志力、行为是戒烟所必需的。

2. 自我控制戒烟法

自我控制戒烟法就是运用潜意识"锁控法"来戒烟。心理学家研究发现，吸烟成瘾，可以说是一种潜意识的习惯动作，吸烟习惯是潜意识传递给意识选择的结果。

一个人选择了做某件事，并不断地重复，他的潜意识就认为自己想做那件事，并令其成为习惯。到了某个时间，潜意识就提醒他该做那件事了，而潜意识提醒的方式是具有强迫性的，几乎是不讲道理的，逼得人非要那样做不可。

烟瘾的形成，首先是因为选择了吸烟。不断地重复吸烟，会在潜意识中留下了深深的印迹。这时吸烟者的潜意识认为他想吸烟，就将吸烟变成了习惯，到时候就提醒吸烟者该吸烟了。潜意识是怎么去提醒的呢？它用强迫的方式。现在医学上已经证明，到时候它就使大脑不分泌或少分泌脑啡肽，使吸烟者因体内的脑啡肽浓度降低而浑身乏力，感觉疲倦与不适。这时只有通过吸烟这种刺激，大脑才会再次分泌脑啡肽来提高其体内浓度水平，以保持机体的平衡。

既然习惯的形成是有意识选择的结果，那我们也可以再通过有意识的选择来纠正潜意识，从而改掉吸烟的不良习惯。例如，王先生以前努力戒过很多次烟，每次都是靠意志力来对抗烟瘾。这虽可以暂时起作用，但意志力稍有松懈，烟瘾就更加难以克制，会变本加厉。有一天他看到关于潜意识作用的书，就想烟瘾既然是潜意识的作用，想改变吸烟的习惯，就必须告诉潜意识我不想吸烟了。于是他每天晚上睡觉前和第二天早上起床前就闭上眼睛，通过呼吸动作让自己放松，然后自我暗示：

我不要吸烟，我一定能够成功戒烟。接着再想象：戒了烟以后，我感觉空气很清新，做人很清爽，大家都愿意和我聊天，嘴也不像原来那样发出烟臭气味了……

这样锁控潜意识，强迫改变习惯要求的同时，王先生在戒烟的第一个星期还采取了以下具体的控制行为。

（1）香烟控制。只准备一包香烟，吸烟支数逐天减少，不许以任何理由违反。在家中则把香烟锁在抽屉里，钥匙由家人保管。

（2）时间控制。改变原来吸烟的时间，打乱原来吸烟的时间规律。

（3）吸烟频率控制。减少日吸烟次数，延长每支烟燃烧的时间。

（4）地点控制。规定自己在一些场所不吸烟，如在客厅、卧室不吸烟，要吸烟就得到阳台或厕所去吸。

他坚持这些行为的自我控制，使吸烟次数逐渐减少，大脑分泌脑啡肽也逐渐恢复正常，最后达到了戒烟的目的。

3. 五日戒烟法

1959 年，美国心理学研究人员首先为戒烟者举办"辅导班"，总结为"五日戒烟法"。

1994 年，五日戒烟法被引入我国，并逐步推广使用。该方法是从心理学、生理学、社会学等方面综合进行的行为矫正方法。它运用心理学通过意识强化和行为矫正使参加戒烟人员获得更多戒烟知识，不断强化戒烟的决心；通过技术示范，集体授课、讨论，充分发挥戒烟群体的作用，互相监督、鼓励与支持，交流经验和体会，共同战胜烟瘾，逐步实现戒烟。

五日戒烟法的内容和操作方法如下。

第一日——准备阶段。主要内容是戒烟动员，使要戒烟者下定戒烟决心。

（1）介绍吸烟的危害。医生或戒烟辅导员可针对参与者的具体情况介绍吸烟与被动吸烟的危害。让有志于戒烟的对象下定戒烟决心。

（2）讲清楚戒烟的益处。对身体健康、对周围环境、对家人健康等是多方受益。

（3）强化戒烟决心。通过具体分析吸烟的危害和戒烟的益处对比，反复强化戒烟的决心。

第二日——开始戒烟。主要内容是对参加者的戒烟行动表示赞赏与支持，并且进行分析和评价，也适当介绍吸烟时的生理和心理依赖性。戒烟者对可能出现的戒断症状，应有心理准备。

（1）举行戒烟仪式，思考吸烟的利弊，权衡得失，掌握自己意识的控制权。明确自本日起彻底戒烟，将所有的烟具和其他与吸烟有关的东西彻底处理掉。

（2）要求参加者把自己戒烟的决定向家人、朋友、同事宣布，以取得他们的支持、帮助和监督。

（3）吸烟行为分析与评价。询问戒烟者的吸烟史、社会压力、吸烟动机。具体分析个体每次的吸烟行为，将有助于有针对性地分析戒烟者的个体危险，针对每个个体的家庭、社会环境和个人爱好等分析吸烟的危害，寻找激励戒烟的有效方法。制订吸烟行为分析表，包括日期、时间、地点、做什么、情绪、吸烟渴望度6项内容，使戒烟者在思想上与吸烟划清界限。

（4）讲解吸烟的生理和心理依赖性。医生或戒烟辅导员运用专业知识，通俗讲解烟草中尼古丁等有害物质与有毒物质导致成瘾的机理与致病情况，使戒烟者警钟长鸣。

（5）注意事项。如产生某些戒烟不适感，要努力克服并坚持戒烟不动摇，可多饮水、多吃些水果来缓解相关症状与不适。

第三日——克服戒断症状。主要内容是了解什么是戒断症状，并采用适当方法克服戒断症状。

（1）讲解什么是戒断症状。戒断症状是由于不吸烟后大脑中脑啡肽之类的物质分泌减少，而产生的精神疲劳、身体不适等心理与生理症状，是完全可以克服的。

（2）对付戒断症状的方法。提高对戒烟后产生戒断症状的认识，对处理好戒断症状有心理准备，是克服戒断症状的关键。明白出现戒断症状是不可避免的，但是是暂时的，完全可以靠自己的毅力和努力加以克服。可以做以下努力：①经常想想自己戒烟的理由、吸烟的危害及戒烟的益处；②尽量避免和吸烟者在一起；③回避能动摇戒烟决心的习惯；④寻找一些不损害健康且有助于戒烟的行为来替代吸烟，如做家务、与人聊天、吃些低热量的零食、做运动等。

当精神紧张时，可适当采取深呼吸，做肌肉放松练习，做操、散步、淋浴、喝水或果汁等方法帮助减轻压力。可做些放松的活动：①肌肉放松，闭上眼睛自然地、轻松地吸气与呼气，从头部开始直至四肢，放松肌肉；②头部放松，皱前额，伸舌；③颈部放松，向后仰头、向下低头，左右转头；④肩部放松，耸双肩、分别耸左右肩；⑤腹部放松，腿脚放松、脚底上翻、脚尖向下弯曲，小腿用力等。

注意要休息好，不喝浓茶，饮食不要油腻，不饮酒与咖啡等刺激性东西，可进行适当的体育锻炼。总之借助一切有利于健康和有利于戒烟的措施战胜戒断症状，有志者事竟成！

第四日——建立无烟的新生活方式。就是要从生活行为方面巩固戒烟的成果，体会到做一个无烟者生活更美好。

第五日——保持戒烟。防止复吸是关键。

（1）祝贺戒烟者已经坚持三天不吸烟的成绩，但要强调这并不是最后的胜利，要想长期保持戒烟成果，还必须经过几周甚至更长时间的巩固维持阶段。要掌握在社交场合保持不吸烟的技巧，比如：①在参加活动之前重新强化不吸烟的决心，练习礼貌地拒绝别人敬烟的技巧；②含酒精和咖啡因的饮料会削弱不吸烟的决心，要尽量避免饮用；③当烟瘾来时，仍然要运用你所掌握的戒烟方法对付它、战胜它。

（2）对坚持戒烟者，鼓励其加强了解尼古丁替代品应用情况。对复吸者，找出复吸的原因和对付的办法。引导戒烟者正确对待复吸事件，告诉戒烟者：如果偶尔吸一支烟绝不是失败，重要的是分析重新吸烟的原因和理由；对某些复吸迹象采取积极有效的预防措施，就可以保持戒烟成果。鼓励戒烟者保持信心，继续个人的戒烟计划，在内心里反复强调：不要认为吸一支烟无所谓，否则功亏一篑。

五日戒烟法，并不仅仅是为了达到戒烟的目的，更重要的是通过戒烟者们集体讨论、相互帮助、群体互动，帮助戒烟者建立起健康的无烟生活方式。这是件利己利人的好事情。因此，心理学界称此类戒烟法为"团体辅导戒烟法"，通过它来戒烟可达到事半功倍的效果。

4. 厌恶戒烟法

厌恶疗法对某些心理疾病有治疗作用，也可以应用于戒烟中治疗"戒断综合征"，即采用某种手段或想象，使自己在想吸烟或接触到烟时产生不良的感受和反应而达到戒烟的目的。有以下几种方法可供戒烟者选择。

（1）快速吸烟法。吸烟者以每秒一口的速度深吸，将烟雾吸入肺部。因尼古丁短时间大量进入体内，人体会产生强烈的生理反应，如头晕、恶心、心跳过速等，这时吸烟行为就成为一种"负性刺激"——造成了痛苦。认真体验这种不适感觉后，再到空气新鲜的环境，体验一下无烟的清新与舒畅。然后回到室内再快速吸烟，直到不想吸为止。如此快速、高强度地吸烟，易使吸烟者对香烟产生厌恶，见了香烟就恶心，甚至连看一眼烟的勇气都没有。一般此种方法连续进行两三次，就能达到戒烟的目的。需要注意的是，心脏病、高血压、支气管炎、肺气肿等患者忌用此法。

（2）超量吸烟法。特意在一两天内超量吸烟，使人体对香烟的味道产生反感，从而戒烟。

（3）反常吸烟法。买几包自己不喜欢的卷烟或劣质烟，在伤风感冒或者其他最不想吸烟的时候强迫自己吸烟，直到对烟恶心为止。

（4）厌恶想象法。吸烟时想象令人作呕的事情，比如手中烟盒或香烟上有痰迹等。或者当看到别人吸烟时，想象那个人身体慢慢变得透明，肺部清晰可见，他的肺脏因吸烟而呈暗灰色，肺门有一个巨大癌肿，浓烟还在通过气管不断地往肺里涌，整个肺部和气管就像沾满油污的抽油烟机一样，滴着黑色的油，油污渐渐堵塞了气管，使他呼吸困难。类似这些想象可使自己产生对吸烟的厌恶，甚至恐惧，从而戒烟。

5. 催眠术戒烟法

催眠状态的一个重要特征是，被催眠者会在催眠状态下接受暗示。通过催眠可以直接把戒烟信息输入给潜意识，使潜意识认可所输入的信息，从而达到戒烟的目的。

在催眠状态下，人的大脑容易受到相关暗示，吸烟的愿望和冲动都会消失。在催眠师的心理暗示下，戒烟者脑海里吸烟有害身体健康的潜意识会明显增强，当他想要吸烟时，那种面临香烟危害时的恐惧感会浮上心头、脑海，过去青睐的香烟现在却变成肮脏和令人作呕的东西。戒烟者将在没多少苦恼的情况下把烟戒掉，同时获得痛快、舒畅的感受。

下面是催眠师在为想戒烟的张先生实行催眠戒烟术的场景。

催眠师的声音极度温柔："现在你用最舒服的姿势坐着，闭上眼睛，感受自己的指尖、手掌的纹路；感受手臂、肩膀和上衣接触的感觉；感受脚趾、脚掌的纹路；感受脚趾、脚掌和袜子接触的感觉；感受皮肤还有皮肤和空气接触的感觉，你非常非常放松，非常非常舒服……。你现在还能睁开眼睛吗？"

若此时张先生的意念诱导尚不强，催眠师继续温和地说："好，再闭上眼睛。现在要关闭声带，想象你的双手变成了一双翅膀，你的手臂上都是羽毛，手掌上都是羽毛，手指上都是羽毛，雪白的、纤细的羽毛裹满了你的全身，带你飞上蓝天，轻抚白云，翻过高山，经过海洋，和煦的清风吹在脸上……。现在我们回到大楼里，走进电梯，你要相信，你现在是完全安全的，没有人会伤害你，现在我们在电梯里，一层一层往下，我们从 21 层向下，20 层、19 层、18 层……好，到了第 1 层。出了电梯门，我们继续向前走，我们仍然非常非常地安全，四周也非常安静……"

催眠师一直强调这一点，是因为发现张先生是一个没有安全感的人。"你的眼皮越来越沉重了，感觉已经不能睁开了，这时有一支香烟出现在你的面前，而从你的喉咙里冲出一股很强烈的气流，把烟吹走了，是从你的胃里冲出来的一股气流把烟吹走的……"

"现在你的眼前又出现了一支烟，还出现了一排香烟，你与香烟被一条很宽的带子连接在一起，你的面前出现了一把锋利的剪刀，你开始用剪刀剪断这条带子，把它完全切断，然后你要检查是不是还有看不见的带子把你和香烟连接着，你要把它们全都切断……从此以后你和香烟之间就不会再有任何联系。"

催眠结束，过了一会儿张先生睡眼惺忪地醒来，催眠师嘱咐他明天再来做。

经过 5 次催眠，并按照医生要求，保持生活规律，多饮水、多吃水果，张先生成功地戒了烟。

催眠方法有多种，催眠的功能也是多种的。戒烟催眠是其功能的一种，主要采用戒烟的意念催眠法。一般最好 24 小时内进行第 2 次，在一星期内做第 5 次，戒烟成功率为 20%～30%。

催眠戒烟法应用的条件：①先决条件是吸烟者必须有自动自发的戒烟意愿，这才能与催眠师好好配合，进而让催眠师唤起他的潜意识，并向他发出正面的指示，产生戒烟效果；②戒烟者要具备一定的容易受催眠的潜意识，不具备催眠潜意识的人就不适用于此法戒烟。戒烟者是否具备这一潜意识，可由心理医生采用"潜意识检测法"判断。

6. 警示戒烟法

警示戒烟法也称为"警钟戒烟法"，实际上也是心理学戒烟方法的一种。警示戒烟法，是运用语言、声音、物象等形式将吸烟对人体健康的危害表现出来，给吸烟者以强烈的提醒、警告，促使其增强对吸烟危害的认识，激发戒烟的念头和决心。

提醒、警告的形式多种多样，在卷烟包装盒印上警示语是最多见的形式。很多国家卷烟盒上印有吸烟有害健康的警示语，如有的国家卷烟盒上印有"香烟的烟雾可以杀死婴儿""政府警告：吸烟有害健康，我们劝您戒烟"等。

我国 1980 年发行了一套"提高健康水平，提倡戒烟"警示戒烟的纪念邮票。有的国家推行一种警钟烟灰缸，缸中是肺癌模型。

有一位妻子劝告丈夫戒烟的例子值得效仿。她针对丈夫喜爱文学的特点，将宋代诗人陆游的《钗头凤·红酥手》改成戒烟内容的打油诗放在丈夫办公桌上："本国烟，外国烟，成瘾苦海总无边。前人唱，后人和，饭后一支，神仙生活，错！错！错！烟如旧，人苦透，咳嗽气喘罪受够。喜事少，愁苦多，一朝上瘾，终身枷锁，莫！莫！莫！"。她丈夫每天朗读几遍，终于下决心戒烟了。

我国大学生设计的香烟包装盒上的戒烟警示曾获国际大奖。2018年 10 月 24 日,《楚天都市报》报道：

当香烟被一根根抽完，烟盒上可爱的熊猫图案，渐渐会变成骷髅形状，给吸烟者强烈的视觉冲击，从而达到吸烟有害健康的警示作用。在不久前结束的 2018 第十二届 Pentawards 全球设计大奖赛上，湖北工业大学艺术设计学院大二学生陈昱，成为了全球首位 Pentawards NXT-

GEN 大奖获得者，也是该大奖史上最年轻的获奖者。

　　据了解，Pentawards 是全球首个，也是唯一一个专注于各种包装设计的竞赛，素有"包装设计界奥斯卡"之称。作为全球产品包装趋势的风向标，往届参选品牌中，不乏诸如兰蔻、SK-II、可口可乐、百事可乐等国际知名品牌。自 2007 年开始创办起，Pentawards 每年会在欧洲、亚洲或美洲的不同城市举行正式的颁奖典礼。该赛事设置铜奖、银奖、概念奖、金奖、铂金奖和钻石奖。NXT-GEN 奖是今年推出的新奖项，旨在给全球的学生设计师们提供国际性舞台。

　　陈昱的获奖设计作品为"熊猫烟盒"。记者看到，未拆时，烟盒上印着一个完整的熊猫图案。当香烟一根根被抽光时，外盒上的熊猫图案渐渐变了，原本藏在烟盒内部的惊悚骷髅图案逐渐显露出来，给人强烈的视觉反差……

　　这种图案的变化会让吸烟者产生严重的心理不适，从而减少吸烟并达到戒烟目的。

　　从心理学的角度讲，吸烟与戒烟也是一种心理变化，都有一个从量变到质变的过程。因此，警示戒烟法对控烟会起到一定作用，尤其对准备吸烟的青少年更有警示与教育意义。

三、戒烟仪器辅助戒烟

　　若采用戒烟仪器辅助戒烟：一是要购置相关仪器，并且仔细地阅读使用说明书；二是要请专业人员指导或者请曾经利用过此类戒烟仪器戒烟成功者进行现场示范操作；三是要持之以恒地进行下去，直到戒烟成功为止。

1. 激光戒烟仪

20 世纪 80 年代，英国和加拿大首次提出了"激光戒烟"的概念，并形成了商业化戒烟运作。许多国家生产了类型多样的激光戒烟仪（机）用于吸烟者戒烟。

激光戒烟采用软激光照射人体某些部位，激光照射产生的光生物刺激，激活人体脑啡肽与激素分泌，阻断尼古丁对大脑皮层快乐神经区域的刺激通道，使有烟瘾者不会因突然戒烟产生不适感觉。相反，再次吸香烟会产生头晕、恶心等不适症状，从而打消吸烟欲望，实现戒烟。

激光戒烟仪型号较多，如英国的速克激光戒烟仪，美国的菜康特激光戒烟仪、我国的则徐激光戒烟仪等。其操作方法大同小异，下面以则徐激光戒烟仪为例说明其戒烟操作方法。

戒烟者平卧，放松身心，按以下顺序和时间，对照生产厂家专门设计的"激光戒烟实时控制程序"，根据不同需求选择不同的方法。

（1）戒烟。时间60分钟，激光照射头面部、耳部（先左后右）、手部（先左后右）的理疗点。戒烟法兼有清烟毒功效。

（2）清烟毒。时间40分钟，激光照射头面部、耳部（先左后右）、手部（先左后右）的理疗点。可以使吸烟量明显减少，并清理体内烟毒。

激光戒烟的同时可应用戒烟清毒的辅助物品——含有植酸、柠檬酸钠、水杨酸甲酯等清洗口腔烟垢的化学物质的漱口液，通过漱口将口腔、牙缝中的烟垢清洗掉，以免被食物带入胃肠道内重新吸收。

2. 戒烟保健电疗器

这类电疗器以特定的低电压脉冲电流作用于人体的一定部位而产生反应，对抗尼古丁成瘾作用达到戒烟目的。使用这类电疗器时，口腔会产生大量口水，并有酸、甜、苦、咸味，头微感晕胀。待这些反应消失后再吸烟时，口内将出现异味，使吸烟者对香烟失去兴趣而戒烟。

3. 耳压戒烟诊疗器

这类诊疗器采用在耳部加压与穴位按摩相结合的方法达到戒烟效果。方法是选耳穴：口、肝、脾或胃、神门、交感、皮质下等，取A

型药丸（为特制的药丸），用胶布贴压。每次选 4~5 穴，左右侧耳穴交替使用，6 次为 1 个疗程。体穴选戒烟灵穴（手腕部肺经线上的一个敏感点）。烟瘾发作时，先按摩戒烟灵穴，再按压其他耳穴，最后按压耳穴神门，以加强刺激。

4. 微型戒烟电脑

带有戒烟应用软件，体积小，可随身携带。每当想吸烟时，就启动电脑，根据电脑提示，将个人有关参数：如吸烟习惯，吸烟频率等数据输入电脑，计算出一天的吸烟时间，吸烟支数、间隔时间等。按照计算结果和指导改变每天吸烟情况。经过一段时间，可自动减少吸烟量，最后达到戒烟目的。

5. 戒烟机器人

法国相关禁烟机构制作了两个与真人一般大小的机器人，能十分逼真地模仿人吸烟。机器人先把香烟叼在嘴里，然后利索地点燃，吞云吐雾，一支接着一支。

机器人的胸部是透明的，观众可以清楚地看到：机器人吸入的烟雾到达肺部，烟焦油慢慢地在肺脏里沉积，使肺成了黑肺。许多吸烟者看了机器人的吸烟表演后，很快下了戒烟的决心。

6. 手机短信戒烟法

这是新科技改变人类生活方式的一种尝试。手机作为移动的常用媒体工具，既有警示性，又有互动性，与其他方法相比更有利于戒烟成功。手机短信戒烟的四个步骤分别为强制、鼓励、稳定和巩固。每个步骤时长一周。西方有些国家已开展了这项戒烟活动，并获得了良好的效果。随着智能手机的普及，我国已将此项活动开发为手机应用程序（APP），极大地增强了其互动性。

7. 戒烟电话

吸烟常导致慢性支气管炎引起咳嗽，症状严重时甚至咯血。美国洛杉矶市电话局把烟瘾特别严重的吸烟者的咳嗽声录下来，开办了一项新的电话业务——戒烟电话服务。当吸烟者烟瘾发作，实在无法克制和忍耐时，可拨通戒烟电话号码，听筒里会立刻传出剧烈的、骇人的咳嗽声。听到这种声音，想吸烟者就会对吸烟产生厌恶或恐惧，进而打消了吸烟念头。此法简便易行，收费低廉，成为戒烟的有效途径。

8. 戒烟电视

"女士们，先生们：现在我由于吸烟而死去！"这是 1986 年 10 月，因患肺癌去世的好莱坞著名的"烟袋影星"尤伯连纳生前在电视屏幕上做反对吸烟广告的警示语。令人不寒而栗，深受警醒，让许多烟民铭刻在心，下决心戒了烟。

9. 戒烟烟灰缸

这种烟灰缸装有微型录放音机，当吸烟者把烟头放到烟灰缸里时，就能清晰地听见烟缸里发出一阵令人讨厌的咳嗽声，接着响起送葬的哀乐。吸烟者听后猛醒，因认识到吸烟是走向死亡的道路上的加速剂而决心戒烟。

四、一举两得的运动锻炼戒烟

众所周知，生命在于运动，适度锻炼身体是每个人都必须坚持的良好生活习惯。吸烟者也可以通过运动锻炼达到戒烟目的。因此，有志于健康长寿的吸烟者采用此方法戒烟是最佳选择。真是一举两得，何乐而不为呢！

1. 体育锻炼戒烟法

体育锻炼戒烟法是指通过运动的方法达到戒烟目的。

运动能健身是众所周知的，所以人们主动进行体育锻炼。其实体育锻炼除了健身外，还有许多其他有益于身心健康的功能。

　　美国胸腔学会对体育锻炼能否提高戒烟成功率做了一项对比实验研究。有心戒烟的受试者被随机分为两组，甲组采用尼古丁口香糖同时进行体育锻炼戒烟（实验组），乙组只用尼古丁口香糖戒烟（对照组）。三个月后比较两组的戒烟效果发现：甲组 80% 的人戒烟成功，乙组只有 52% 的人戒烟成功。

　　奥地利科学家的一项大样本研究报告指出，通过跟踪随访 2560 名长跑锻炼者，发现不少人在体育锻炼的同时，却意外地戒掉了烟。原本吸烟的人中有 87% 的人彻底戒除了烟瘾，且效果良好。另 13% 的人虽未戒烟，但已无主动吸烟的欲望了。

　　体育锻炼为什么能帮助戒烟呢？因为戒烟时出现的戒断症状主要是烟瘾造成的，而烟瘾则是由于尼古丁作用于中枢神经系统及脑垂体分泌激素变化所致。在体育锻炼中，受运动的影响大脑可分泌较多的脑啡肽物质，它在中枢神经系统可与尼古丁相互竞争，阻断体内尼古丁水平下降导致的负面影响，并使人产生欣快感，使人情绪高昂，精力充沛，从而抑制了烟瘾的发作。

　　另外，在体育锻炼过程中，由于机体的心肺功能和骨骼肌功能大幅度提升，使血液中氧气供应充足，血中氧分压升高，加速了吸烟造成的一氧化碳和血红蛋白结合物的分解，提高血红蛋白结合氧气的能力，从而缓解了机体因缺氧产生的戒烟症状，减轻了烟瘾的发作。所以，体育锻炼对戒烟是有良好作用的，甚至有学者称"运动是烟瘾的克星"。

　　有利于戒烟的体育锻炼应是以"有氧运动"项目为首选，包括慢跑、跳绳、游泳、爬山等，其中以慢跑为最佳。对于吸烟者来说，烟瘾不是一朝一夕形成的，戒烟也不是一蹴而就的事，体育锻炼戒烟必须持之以恒。

　　从内分泌生理学方面分析，脑啡肽属于激素类物质，产生后不会长期贮存，而是有其代谢周期，所以体育锻炼戒烟不能半途而废，否则必将前功尽弃。

体育锻炼戒烟注意事项：如果采用慢跑运动，每分钟120米，心率在120次左右；如果采用快走运动，相当于快步穿过斑马线或十字路口的速度，心率每分钟100次左右。进行此类运动约15分钟后脑啡肽开始产生，随着运动进行而持续分泌。戒烟者可每天早晚慢跑30分钟。若有心脏病等慢性疾病者应在医生指导下进行。

在完全戒烟后，体内的大部分尼古丁可在1~2周内排出体外，经过2~3周时间，机体的戒断症状就可逐渐消失。所以，戒烟者只要下决心，一定会成功。

2. 气功戒烟法

戒烟的过程中会出现不同程度的戒断症状，严重者会迫使戒烟行为中断。而气功戒烟法，是通过调理人体经络、气血，从而改善吸烟者心理、生理状态实现戒烟，是戒烟较理想的方法之一。此类戒烟法在有气功师或专业人员指导下进行效果会更好。下面介绍两种气功戒烟法。

1）动静功法

练功时精神情绪彻底放松，然后全身尤其手掌手指彻底放松，以手导引，从涌泉穴开始随着手的上升而节节放松；经两腿内侧后至会阴，沿督脉上升；经任脉再回到会阴，回到涌泉穴，为一周。这样周而复始，循环放松，尔后感到舒适自然，有飘飘然之感，达到恬静虚无境界。

内心默念"为了强身健体，从此不吸烟、不喝酒"。以手导引，随着手的上升，臆想自己的肺、气管里黑乎乎烟油化成浊气，连同血液里毒气被体内真气赶走。随着手的下降，经丹田到会阴，沿两腿从涌泉排出体外。

在练功时要特别注意松静自然、呼吸自然、调心意守、排除杂念，使大脑活动有针对性地高度集中，从而进入一种虚无轻松愉快的境界。每天上午、下午各练2小时，练功3个月，即可收到戒烟的良好效果。

2）反观功法

每当想吸烟时，马上摄心反观：这种想吸烟的欲望是从哪儿产生的？会得出各种答案，或是因烟瘾作怪，或是因心情不好，或是闲得无事可做等，总有这样那样的解释。这时要抓住这些想法穷追不舍。如果自认为是心情不好，就反观这不好的心情是从哪儿来的，这时脑子里又会做出诸如是外界环境造成的等判断，再反观这个因素从哪里来的……这样穷追不舍，直到内心没了答案。此时有两种可能：一种是大脑一片空白；一种是想别的事。如果是一片空白，可再练一会儿功，这会让人觉得练功能练出平静的心态；如是想别的事，则继续反观这想法从哪儿来的，穷追不舍，直到大脑一片空白后再练功。

气功戒烟法的好处在于不花钱、易学，而且在戒烟的同时可以强身健体，增加食欲，振奋精神，真可谓一举多得。

3. 瑜伽功戒烟法

瑜伽功是一系列修身养性的方法，包括调身的体位法、调息的呼吸法、调心的冥想法等。其中调息的呼吸法对戒烟有一定效果。其机理是通过瑜伽呼吸法，吐故纳新，将多年黏附在体内的尼古丁排出体外，同时调节生理平衡，达到戒烟目的。

1）瑜伽呼吸法的基本要求

呼吸是联系人的生理与精神的纽带。瑜伽呼吸法吸气时，就是获取宇宙能量，净化身心。要像悄然嗅着花朵芳香一样，尽量柔和地、缓慢地吸入生命的"气息"，使之遍布全身。瑜伽功呼吸之前，必须通过体位法来锻炼肺、横膈膜、肋间肌和膈肌，以便进行有节律的呼吸。意识始终同呼吸成为一体，意识把内在的自我同呼吸与身体联结起来，使气息分配到全身细胞。进行瑜伽功呼吸时，意识必须集中于呼吸。吸气时，要把自己的大脑改变为接受和分配能量流的器官；呼气时，有意识地抬起胸部，慢慢地、有节律地排出气体，把握呼吸的节律性是关键。

2）操作方法

呼吸分为腹式、胸式和胸腹联合呼吸。腹式呼吸是从肺下部进行呼吸，腹腔动而胸腔不动。胸式呼吸是从肺中部进行呼吸，胸腔动而腹腔相对不动。胸腹联合呼吸是肺上、中、下三部分都参与呼吸。瑜伽呼吸法主要采用胸腹联合呼吸。

采用放松的坐姿或躺姿，先呼后吸，先让肺变空。关键在于横膈膜的运动。练习要领是先呼气，腹部向腰椎处收缩，这样才能对内脏进行按摩，淤积在内脏的血液就会被挤压出来进入循环系统。吸气时肩膀不要用力，上半身尽量放松，整个感觉是下沉上浮。用呼吸法排出二氧化碳与尼古丁等有害物质，瑜伽功称此类物质为"毒素"。

采用瑜伽呼吸法仅二氧化碳排出量可达普通呼吸法的三倍以上。这种方法可使新鲜空气，瑜伽功称之为"普拉那"——生命能量，大量进入体内。在吸气过程中，横膈膜松弛下降，内脏从挤压状态中恢复原状，从心脏输送出的新鲜血液重新灌注内脏。

瑜伽呼吸法的具体步骤如下。

（1）取舒适坐姿或仰卧，放松全身。

（2）缓慢深长地吸气，保持胸腔不动，使腹部慢慢向外完全扩张。呼吸要非常慢，听不到任何一点呼吸的声音。感觉空气进到肺部下端，腹部充满气体。

（3）腹部扩张完成后，胸腔自然地衔接着扩张，尽量向上向外扩张胸腔，腹部略微自然向内收缩。

（4）胸腔扩张完成后，锁骨和肩部微微上耸，把空气吸满肺部的最上端。

（5）保持身体其他部位呈放松状态。

（6）呼气时，最先放松肩膀、锁骨及胸腔上部，之后胸部向内向下收缩。

（7）其后尽量收缩腹部，使肺部的气体排空。

总之，瑜伽呼吸法要求整个呼气过程应该非常和谐、流畅。练习采用循序渐进的方法，用心去慢慢体会直至熟练应用。

五、药物戒烟法要控制量与度

药物戒烟法是最常用，也是效果较好的戒烟方法。药物戒烟法分为尼古丁替代疗法和非尼古丁替代疗法两类。

1. 尼古丁替代疗法

尼古丁替代疗法也称为"尼古丁替代戒烟法"，是世界卫生组织推荐的缓解烟瘾及戒烟的首选治疗方法。尼古丁替代疗法的研发始于 20世纪 70 年代，是目前国际上最普遍使用的戒烟治疗方法。尽管它在国内尚属新鲜事物，但在国外，戒烟者最通常使用的戒烟方法是每天在躯干、手臂或是臀部贴上一片尼古丁透皮贴剂。

1996 年向全美国发行的《戒烟手册》中，就明确提出尼古丁替代疗法是所有医生和戒烟专家必须首先向病人推荐的戒烟手段。所谓尼古丁替代疗法的主要治疗机理是，以非香烟形式，向吸烟者提供部分原来从香烟中获得的尼古丁，当然治疗量的尼古丁远低于从香烟中获得的量，这样既可以减轻戒烟时出现的戒断症状，又提高戒烟的成功率，还避免吸烟产生的其他有害物质对身体的毒害。

20 世纪 70 年代初，瑞典研究人员首先提出了尼古丁替代疗法。《吸烟成瘾的奥秘》中指出，香烟尼古丁进入人体后，使脑神经释放多巴胺和脑啡肽等活性物质，对人体有兴奋作用，从而引起身体对香烟（尼古丁）的依赖。吸烟者突然停止吸烟，体内尼古丁水平迅速下降，就会产生"尼古丁戒断综合征"。

吸烟后吸烟者体内的尼古丁得以补充，戒断症状就会消失。这就是吸烟者难以戒烟的根本原因。根据这一机理，科学家研制出只含一定量尼古丁的产品来替代香烟，通过从不同途经向人体供应纯净的尼古丁来替代吸烟。再经过逐渐减少供应量，逐步减轻人体对尼古丁的依赖性而达到消除烟瘾实现戒烟目的。

瑞典推广尼古丁替代疗法后，人群吸烟率从42%迅速下降到20%。1993年，美国引进尼古丁替代疗法，不到两年，有5000万人戒烟成功。1996年，世界卫生组织向各国推荐尼古丁替代疗法，从而使此方法在世界范围盛行起来。

尼古丁替代疗法的作用特点如下。

（1）可减轻戒断症状，受到多数戒烟者的欢迎。因立时戒烟带来的戒断症状明显，部分人忍受力有限而半途中止戒烟，而尼古丁替代疗法通过非吸烟方式平稳、小量提供尼古丁，进入体内的浓度低，但足以有效控制戒断症状，让戒烟者在可忍受的情况下坚持不吸烟。

（2）可稳定情绪。立时戒烟，吸烟者断绝了尼古丁摄入，容易造成情绪不稳定，以尼古丁替代疗法提供尼古丁，可预防或控制不良情绪。

（3）可控制心理依赖。吸烟者对烟草的心理依赖使其难以自控吸烟念头，采用尼古丁替代疗法提供小量尼古丁，能有效消除或减轻恋烟心理，令其烟瘾不会发展到难以自制的程度。

（4）避免其他有害成分的继续危害。尼古丁替代疗法使用的产品中，除尼古丁以外无其他有害成分，因此可以阻止机体继续受到其他香烟有害成分的损害，使戒烟者身体开始康复。

（5）彻底改变吸烟的习惯动作。吸烟者手上拿着香烟或嘴上叼烟的动作习惯根深蒂固，要戒烟就要改掉这种不良的动作习惯。采用尼古丁替代疗法就有利于改掉这种不良习惯，有利于戒烟。

2. 尼古丁替代疗法常用产品

（1）戒烟贴。它是一种含尼古丁的膏药，一天贴一片。戒烟贴释放适量的尼古丁通过皮肤血管吸收进入体内。此产品适用于习惯性规律吸烟者。早晨起床贴在干燥和没有浓密汗毛的皮肤表面，保持 16~24 小时，每天更换贴膏药的部位。根据需要选择戒烟贴剂量，坚持 2~3 个月为 1 个疗程。

（2）香口胶。慢慢咀嚼香口胶，其中所含尼古丁释放后，一部分被口腔血管吸收，另一部分被消化道所吸收。此产品适用于吸烟不规律者。其 4 毫克型适用于重度吸烟者，2 毫克型适用于中度与轻度吸烟者。可根据自己的口味选择不同香型。在白天有规律地食用，或只在需要时食用。2~3 个月为 1 个疗程。

（3）戒烟糖。尼古丁剂量为 1 毫克。每日吸烟量少于 20 支者，每天服用 8~12 粒，不要超过 15 粒。治疗 2 个月后，日定量应该逐渐减少。每天吸烟超过 20 支者，最好头两个月先食用 4 毫克型香口胶，然后再过渡到服用戒烟糖，日定量逐渐减少。2~3 个月为 1 个疗程。

（4）尼古丁微量药片。每片含尼古丁 2 毫克。把药片置于舌下含 20 分钟，溶化后其所含尼古丁由舌下血管吸收。如果感觉味道太强，可以在药片完全溶化前将它吐出来，此时尼古丁已被吸收，影响不大。2~3 个月为 1 个疗程。

（5）尼古丁鼻腔喷雾剂。喷出的尼古丁可较快地被鼻腔血管吸收入体内，能迅速缓解症状，适用于烟瘾很大或重度吸烟者。本品属处方药，1 瓶 10 毫升的喷雾剂含 100 毫克尼古丁。开始剂量根据需要每小时使用 1~2 次，每次向两个鼻腔各喷一下，1 小时内使用不能超过 3 次，每次使用相当于 1 毫克尼古丁。2~3 个月为 1 个疗程。

（6）尼古丁吸入剂。尼古丁可通过口腔黏膜吸收。吸入剂能够缓解烟瘾，并可以代替吸烟的方式。吸入剂属于处方药。使用时把含尼古丁的海绵药片（每片含 10 毫克尼古丁，只有一半被吸入）塞进吸入器管子内，人通过烟嘴吸入尼古丁。吸入频率要比吸烟快，每天可使用 8~

12 片。2~3 个月为 1 个疗程。

3. 非尼古丁替代疗法常用药物

（1）伐仑克林戒烟药丸。商品名叫"畅沛"，是世界卫生组织推荐的戒烟药物。伐仑克林作用于人的大脑尼古丁受体，可以缓解戒烟者的吸烟渴求和戒断症状。每日服 2 片，连服 12 周为 1 个疗程。目前我国国家药品监督管理局已批准此药进入中国市场。

（2）盐酸安非他酮。商品名叫"戒伴"（Zyban）。盐酸安非他酮是一种口服锭剂安非他酮。安非他酮原为抗抑郁药，后发现其有戒烟作用。该药通过阻断神经对多巴胺、5-羟色胺和去甲肾上腺素的再摄取，而发挥戒烟作用。每日口服 150 毫克，连用 7 周为 1 个疗程。但需注意，一定要在医生指导下慎重使用。我国临床上也用同类药物如多虑平等。

（3）碳酸氢钠。碳酸氢钠即小苏打，它能降低尿液的酸度，减少对香烟的需求和欲望。每天服用小苏打 3~4 克，可连服 4 周。吸烟者若患有高血压则不宜服用，因为钠能导致血压上升。

（4）可乐定。别名可乐宁、氯压定，是 α2 受体激动剂，能抑制多种戒断症状，可用于戒烟、戒酒、戒毒甚至戒赌。每日 3 次，每次 0.075毫克。服药后可缓解戒断症状。对烟瘾重者，可采用可乐定贴片与尼古丁贴片联合使用，戒烟效果会更好。

（5）维生素 C。法国医生研究发现，适量服用维生素 C 可有效抑制对尼古丁的依赖，甚至可以帮助戒除烟瘾。接受戒烟治疗的人在使用其他烟草替代品的同时，如果每天服用 2 次维生素 C（每次 5 毫克），将有助于实现戒烟。法国有些医院把维生素 C 正式作为戒烟治疗的辅助药品。

（6）戒烟含漱液。用 0.2% 浓度的硝酸银溶液含漱可达到戒烟目的。用前随时配制，每次含漱一口，每天 3 次。含漱后立即吸烟，就会感到香烟有苦味，使人产生厌恶感。如此反复 3～4 天，便可戒掉吸烟嗜好。这种含漱液是打断嗜烟者的神经反射弧，从而达到戒烟目的。

除了上述药物外，市场上还有其他产品。戒烟药物中，有的属于非处方药（OTC），有的属于处方药，不论使用哪种药品，都应咨询医生，遵照医嘱使用。

六、中医中药戒烟方法要掌握要点

中医学运用宣肺清热、化痰排毒的理论来戒烟，效果良好。

1. 戒烟中药

目前市场上推出的中药戒烟处方较多，在此选择下列处方供参考。

（1）戒烟汤之一。炙紫菀 15 克，炙款冬花 15 克，破故纸、清半夏、枇杷叶、前胡、茯苓、橘红、桔梗各 12 克，川贝、射干各 10 克，干姜 9 克，肉桂 6 克，细辛 3 克。每日 1 剂，一般 6～9 剂，能使有 10 年以上烟龄的人或烟瘾较大者将烟戒掉。

（2）戒烟汤之二。鱼腥草 30 克，地龙、远志各 15 克，藿香、薄荷、甘草各 10 克，人参 5 克。水煎服，每日 1 剂，分 5 次饮服，效果颇佳。

（3）戒烟药茶处方一。南瓜藤 250 克，洗净切碎，捣烂取汁，加红糖适量，开水冲后代茶饮。糖尿病戒烟者不适合采用。

（4）戒烟药茶处方二。远志 15 克，地龙、鱼腥草各 12 克，加水 500 毫升煎至 250 毫升，放凉。早晨空腹 1 次饮下，即可开始戒烟。

（5）戒烟药茶处方三。鱼腥草 250 克，水煎当茶饮，每日早晚各煎 1 剂服用，即可达戒烟目的。

（6）戒烟药酒。鱼腥草 60 克，远志、甘草各 20 克，地龙、广藿香、薄荷各 15 克，60 度白酒 1000 毫升。将以上中药捣烂浸泡在酒中，然后加盖密封 7～15 天即可服用。每日服用 8～12 次，每次 10～15 毫升。

对酒精过敏者禁用，肝功能不好者慎用。

（7）戒烟药糖。藿香 60 克，薄荷、甘草各 30 克，研粉末状，加入葡萄糖粉 20 克、白砂糖 15 克，混匀备用，烟瘾发作时吃 15 克即可。糖尿病戒烟者慎用。

（8）戒烟嗅药。取槟榔 1 枚，钻一小孔，滴入少许烟油，用开水将其浸泡 2 小时，然后将槟榔液装入小瓶子或小盒子里，随身携带，想吸烟时用鼻子嗅一嗅此药，一般嗅上 3 ~ 5 次，就不再想吸烟了。

2. 针灸戒烟法

针灸戒烟，主要是通过神经刺激和肺功能调节，抑制戒断症状和改变吸烟者对烟的感觉（苦、辣、无味或青草味）而达到戒烟目的。前者有助于减轻吸烟者戒烟的不适；后者令吸烟者对吸烟失去兴趣。

针灸戒烟应由针灸医生操作，否则不仅收不到戒烟效果，还可能出现其他问题，如取穴不准确、滞针、出血等。

1）体针法

取穴：常用穴为甜味穴（又称甜美穴），该穴位于手腕外侧，列缺穴与阳溪穴之间，距桡骨茎突边缘约 1 拇指的柔软处，有明显压痛的凹陷点。备用穴为合谷、足三里。

操作：先取常用穴，如疗效不佳，可改用或加备用穴。甜味穴双侧均取。令患者手背向上，找到压痛点后以 28 号毫针，垂直进针，刺入 3 毫米左右。进针时要求患者吸气后屏住呼吸，至进针完毕才呼气，适当捻转至有明显酸胀感。留针 15 分钟，以针后患者感觉双手沉重为佳。备用穴，每次仅选 1 穴，也是双侧均取，以 28 号毫针刺入得气后，反复轻插重提，大幅度快频率捻转，持续 1 ~ 2 分钟，以加强感应，然后接通电针仪，采用连续波，通电 15 分钟，电流强度以能耐受为度。起针后，在针刺穴位上用麦粒形皮内针，沿皮下刺入 0.5 ~ 1 厘米；针身与经脉循行方向垂直；呈十字形，用胶布固定，留针 1 天。留针期间；

叮嘱病人每日按压埋针俞穴 3 ~ 4 次（或仅在烟瘾发作时按压），每次持续 2 ~ 3 分钟。每日 1 次，5 次为 1 个疗程，如果未戒断，可间隔 3 ~ 5 日后继续针刺。

2）耳针法

取穴：常用穴为神门、肺点、心点、渴点。神门可以镇静安神，是戒烟的主穴，心点也有安神的作用，肺点通鼻，能使吸烟者对烟味产生反感，渴点有解渴之功效，能消除吸烟者的口腔不适。备用穴：皮质下、内分泌、肾上腺等。

操作：一般仅取常用穴，效果不明显时，可酌加 1 个或 2 个备用穴。在双侧耳区探得敏感点后，以 25 ~ 30 号毫针快速刺入穴位，至有胀痛感后，快速小幅度捻转半分钟；捻转频率为每分钟 120 次，至耳郭发热、潮红，留针 15 ~ 20 分钟。隔日 1 次，10 次为 1 个疗程。间隔 3 天，继续下一疗程。

也可以在耳穴处埋针或用绿豆、小米粘贴，吸烟者每天用手压贴穴处 3 ~ 5 次，通常 1 ~ 2 周可见效。不论主动要求戒烟的，还是毫无暗示的被动戒烟者，多数在耳针后出现对香烟味觉改变而不想再吸烟。

七、饮食戒烟方法有辅助作用

饮食戒烟法是指有戒烟意愿者有意识地调整自己的膳食结构，帮助戒烟的方法。吸烟者多有喜食油腻、饮酒、饮浓茶等习惯，有的人还一边吸烟一边进食，因此戒烟者饮食应清淡、少盐、少酒（戒烟时最好不饮）、少糖，禁浓茶、咖啡，多吃碱性食物。

饮食戒烟法起到的是一种辅助性作用，与其他戒烟方法相结合，效果会更好。以下饮食戒烟法可供选择。

1. 五天饮食戒烟法

五天饮食戒烟法是通过举办戒烟班，传授经验、增强戒烟决心、合理安排饮食以达到戒烟的目的。这五天戒烟膳食和生活安排是：

第一天，要早睡早起，放松精神。饮食清淡，多食蔬菜、水果，喝果汁和温开水；进行散步等运动，冲澡；加速排除体内残留的尼古丁。不吃高糖、高脂、高蛋白等食品。

第二天，可增加些蛋、奶制品，尽量少接触吸烟环境，并开展劝阻别人不吸烟活动。

第三天是关键。要坚决克制强烈的吸烟欲望，打消吸烟念头，用深呼吸、喝水等来抵制，分散烟瘾影响。

第四天要坚持。烟瘾减弱，体重会增加，要注意不吃零食，进晚餐要少而早，并适当服些 B 族维生素。

第五天初步摆脱烟瘾折磨。以后可逐步恢复原有的正常生活，建立良好的饮食习惯，但仍要注意多吃水果、蔬菜，进行散步等体育活动，保持戒烟效果。

2. 平衡膳食戒烟法

戒烟者每餐坚持吃足够丰富的食物，即：一顿丰盛的早餐，包括饮料、面包、黄油、水果、酸奶等；完整的午餐，不太肥的肉、蔬菜、水果等；晚餐则要适量。如果两餐之间有饥饿感，可吃一些苹果、西红柿等水果蔬菜。饮料最好是喝水，不喝含酒精的饮料。

3. 少吃甜食戒烟法

血糖波动易诱发吸烟欲望，因此戒烟者应按时就餐，保持体内血糖稳定，以防触发烟瘾。不吃或少吃糕点、糖果、冰激凌等含糖食品，少吃糖可防止血糖波动。在两餐之间，饮一些水果汁或吃点水果，以维持血糖稳定。多吃菠菜、甜菜头等碱性蔬菜，也有助于戒烟。

4. 单项食物戒烟法

（1）吃萝卜丝戒烟。将萝卜洗净切成细丝，用纱布包裹萝卜丝挤汁，最后往萝卜丝汁中加点糖。每天早上坚持空腹吃一小碟萝卜丝并喝一小汤匙萝卜汁，渐渐会感到香烟没有味道。坚持1个月可戒掉烟瘾。

（2）西瓜拌蜜戒烟法。每天1汤勺西瓜拌蜜，连服1周便能消除烟瘾。制法：取1个西瓜和400克纯蜂蜜，把西瓜切成两半，挖开其中半个西瓜的瓜瓤，直至瓜皮，然后把蜂蜜倒入挖松的瓜瓤内，最后放入烤箱内，经150摄氏度温度烤20分钟，冷却后便可服用。

（3）吃生西红柿戒烟法。研究发现，有些蔬菜如西红柿、洋山芋、茄子和花菜等都含有数量不等的尼古丁。这些蔬菜如果生吃，进入人体的尼古丁数量会增多，因此要消除戒断症状，可以适量生食西红柿等。

5. 饮水戒烟法

人体中大约65%是水，血液中大约91%是水，若要将体内及血液中的尼古丁尽快排出体外只有靠多喝水。因此，水是最廉价的戒烟品，科学饮水可戒烟。

当有吸烟冲动发作时，可用喝水来控制。适量多喝水，更容易将尼古丁排出体外。饮水戒烟可用以下两种方法。

（1）随时饮水戒烟。每当烟瘾上来时，可立即饮一大杯水压抑烟瘾，这样可以逐步减少吸烟量，达到戒烟的目的。

（2）计划饮水戒烟。每天早晨起床，慢慢喝下1杯或2杯温开水。起初可能有些勉强，可以先喝少许使胃部适应，要养成一起床就先喝水的习惯。两餐之间以每杯5分钟左右的间隔喝3～5杯水（根据季节），既有利于戒烟，对健康也有益。平时若感到空腹或想吸烟，就先慢慢地喝1杯水，这会帮助身体新陈代谢，不仅可消除空腹感，打消吸烟念头，还会感到水特别好喝。注意应多吃新鲜水果或饮用新鲜果汁，坚持下来可达到戒烟目的。

6. 戒烟过程中的饮食调理

戒烟过程中配合饮食调理，会收到事半功倍的效果。饮食调理原则是控制容易诱发烟瘾的食物。①应少吃肉，因为肉类所含的嘌呤会刺激人想吸烟；②不食香辣味腻食物，如辣椒、芥末、醋、番茄酱、酸菜、甜腻食品和加了香料的食品；③多吃碱性食物，碱性食物有利于平衡体液酸碱度而有助于戒烟，如瓜果蔬菜类、豆类、牛奶、海藻食物等；④少饮刺激性饮料，如咖啡、含酒精的饮料等。

八、综合戒烟方法效果更佳

1. 梯度戒烟法

（1）吸烟支数逐渐减量法。逐渐减少每天吸烟的数量，使体内的尼古丁含量逐渐降低，戒断症状会减轻，可逐渐适应。

（2）降低烟焦油法。因尼古丁量随烟焦油降低而降低，在戒烟过程中，每周换一种牌子的烟，但要求其烟焦油含量越来越低，以逐渐戒除烟瘾。

（3）减半法。在戒烟第一周，只在奇数（或偶数）钟点内吸烟，就减少一半吸烟量。或者每次只吸半支烟。在下一周，控制在 $2 \times$ 奇数（或偶数）钟点内吸烟，每次只吸半支，这样就再减少一半吸烟量了。如此递减下去，逐渐戒烟。

（4）延迟法。烟瘾越大，每天吸第一支烟的时间就会越早。把每天点燃第一支烟的时间逐渐延迟，直到一整天都不吸烟为止。在此过程中，也可将平时"饭后一支烟"的吸烟时间逐渐延迟，加速戒烟进程。

2. "冷火鸡"戒烟法

"冷火鸡"是美国的俚语，意思是不经过任何中间程序或过渡性措施，一下子就达到目的。"冷火鸡"戒烟法很细致，戒烟者需要有耐心。

1）第一周——戒烟准备期

戒烟者可继续吸烟，但思想上鼓励自己戒烟。开始打断与香烟之间的联系，如把烟、打火机等收起来。

2）第二周——实施戒烟期

抵制吸烟诱惑，当感到难受时，要坚持下去。每天做完当天的事情。

星期一（第一天）准备戒烟。要做的事：①做好生活记录。在香烟盒外面贴一张纸，想吸烟时展开那张纸，在上面写下时间和正在干什么，可多可少，为的是阻止无意识地伸手去拿香烟。把记录保留到星期五，周末再看看这个记录。②如果有整条的香烟，把它们处理掉。从现在开始，每次只买一包香烟。③考虑能否找一个从不吸烟，或已戒烟，或是想一起戒烟的朋友来帮助自己。此人必须保证在戒烟过程及之后，可随时相互聊天。

星期二（第二天）正确对待烟瘾的产生与戒烟时可能出现的戒断症状。这一天必须做的事：①坚持在香烟盒外面贴的纸上，把每次吸烟的时间和环境记录下来。②从这一天开始，买香烟时换一种新牌子。口味的改变有助于打断与香烟的联系。③改变吸烟的方式。如果平时用右手拿烟，那么现在用左手，并且把香烟夹在第三指和第四指之间。④阅读关于吸烟对身体有害的资料，强化对烟害的认识。

星期三（第三天）为周末制订计划。这一天要做的事情：①为周末制订一些特殊的计划，包括尽量避免令人紧张或接触饮酒的环境。②吸烟时继续做记录。

星期四（第四天）克制强烈的吸烟欲望。要做的事情：①把"减少吸烟欲望的方法提示"读几遍，确信自己能够做其中的一些事情来消除欲望。②练习深呼吸。非常深地吸气，同时默默地数到五，慢慢地呼出，同时再数到五。每次想吸烟时都做深呼吸。③做 15 分钟的放松活动。坐在舒适的椅子中闭上双眼，按顺序把每组肌肉放松再收紧（例如，先是一条腿，然后另一条腿，接着是一只胳膊，然后另一只胳膊）。通过反复地、默默地念一句话，使思想放松。④吸烟时继续做记录，用奇怪的方法拿烟，站着吸烟，或者单腿站着吸。

星期五（第五天）说句喜欢的与香烟的告别语。第五天要做的事情：①拿出这个星期做的所有记录看看，然后回想每次想要吸烟时自己选择对付的方法。②为星期六买一些低热量的东西，如胡萝卜、口香糖、面包、硬糖等。③今晚，除留下一支烟外，把其他香烟与烟具都处理掉。④吸最后一支烟，好好享受它。

星期六和星期日（第六天和第七天）有奇特的感觉。这两天在思想上和身体上时不时会感到有点奇怪，要鼓励自己坚持下去，等待这种感觉的结束。要做的事情：①阅读"减少吸烟欲望的方法提示"。②如果正在使用药物戒烟法，一定要按使用规则来使用。③除睡觉外，一定要从事一些活动。做自己爱好的事，但不要做剧烈运动。④想吃时就吃，不必过多担心摄入的热量，但不要喝酒及其他刺激性饮料。⑤至少进行一次长距离散步，但要避开可以买到香烟的地方。⑥坚持安全度过周末的每个小时，睡觉，吃东西，消磨时间。坚持至星期一，就渡过了戒烟的难关。

3）第三周——戒烟巩固期

星期一（第八天）身体的生理状态已从烟害中获得基本解放，但还不能太放松戒烟。要做的事情是：①告诉大家自己已经戒烟了；②继续不饮酒；③独自或与朋友散散步；④尽量不要使自己饥饿、生气、孤独、疲劳和烦恼。

星期二（第九天）考验意志力。戒烟过程已经持续了8天，应该谨慎地提防香烟，可每天额外步行30分钟。万一萌生吸烟欲望时，就按照"减少吸烟欲望的方法提示"做点活动。欲望不到5分钟内就可消失。

星期三（第十天）会发现没有香烟仍然能面对令人烦恼的事情。把花在香烟上的钱节省下来是一种鼓励。从现在开始积攒 6 个月原本用来买烟的钱，并且计划用它买点什么来奖励自己。

星期四（第十一天）提防过分自信。周围还存在香烟的诱惑，要警惕的是压力、酒精、竞争、烦恼和兴奋。无论何时，当发现自己身处一群吸烟者中时，应坚决宣称自己已经戒烟了，要善于拒绝香烟。假如确实一时疏忽吸了支烟，也不必因此而故态复萌破坏戒烟计划，只当什么也没有发生，很快地回到无烟轨道上来，成为一个成功的戒烟者。

星期五（第十二天）已经走过了一段漫长的戒烟之路，当看到别人吸烟时可以为他们感到遗憾。

必须承认，戒烟者中也有人将会重新选择复吸，不管何种借口，都是不可取的。

3. 环境戒烟法

吸烟受环境影响极大，戒烟首先要创造一个有利于戒烟的环境和远离不利于戒烟的环境。对公众而言，如果政府能颁布并严格执行"一切公共场所禁止吸烟"的法规，将在很大程度上限制吸烟者的吸烟行为，有利于某些人的戒烟计划的实施。吸烟者个人如要戒烟，可选择环境戒烟法来助一臂之力。

（1）清理吸烟用具。清除香烟和烟灰缸、打火机、烟斗或烟嘴等一切吸烟用具，包括家里、办公室、自家车及车库里有关吸烟的用具，无一例外。过去吸烟时穿过的衣服、床上用品一律清洗干净，彻底消除残存的烟味。

（2）人际环境。预先告知朋友和同事自己正在戒烟，并请求他们支持。也要向家人宣告戒烟，由他们来监督自己。遇到有人敬烟，态度要既诚恳又坚决。对于陌生人，说自己不吸烟；对熟悉的朋友，则说自己戒烟了。

（3）远离吸烟环境。节假日聚会，各种酒席宴会、酒吧、歌舞晚会，观看比赛等场合，往往有不少人吸烟，戒烟者最好远离这些场合，避免吸烟的诱惑。如一个人独处时易吸烟，应尽量避免独处，而多和朋友、家人在一起，并尽可能找不吸烟的朋友聊天。如有不可不会的吸烟者朋友，聊天时易受吸烟诱惑，在会友时不要带烟，或是带些瓜子、糖果之类的东西代替吸烟。

（4）常去禁烟或无烟场所。实施个人戒烟时，常去电影院、博物馆、图书馆、百货商场等禁烟或无烟公共场所。这些场所规则的约束力将限制吸烟行为。

采取在家全戒，在单位严格控制数量，并不断减量的方法，也可彻底戒烟。

4. 环境迫使戒烟的两个实例

故事一。著名主持人赵某某谈起自己的戒烟经历时说：自己刚参加工作不久，二十岁出头就吸上了烟。他清楚"吸烟有害健康"，有人劝他少吸点，但就是戒不了。一个偶然机会，戒烟难题迎刃而解。1997年7月1日下午，他进驻北京工人体育场，准备主持"首都各界庆祝香港回归祖国大会"。当时没带烟，现场又只许进不许出，烟瘾犯了问了周围几个人都没有烟，只好忍着。半夜，全身疲惫回到家，想吸支烟解乏，但实在太困，倒头便睡。第二天，他好奇自己不沾烟到底能坚持多久。出乎意料的是，连第三天都安然度过，就这样在不知不觉中完成了戒烟。

故事二。曾有一位美国富豪长期吸烟且烟瘾很大。一次他开车经过法国，在一个风雨交加的夜晚留宿于一家小旅馆。半夜醒来他想吸一支烟，但发现带的香烟没有了。外面狂风暴雨，旅馆的商店早已关门。烟瘾竟驱使他穿好衣服，准备到六条街之外的火车站去买烟。当他穿上雨衣时，外面狂风暴雨、雷电交加。突然间他意识到自己的行为有多么荒谬，开始大笑自己的不理智，随后返回了房间。他后来对朋友说：一旦被烟控制，简直太可怕了，它几乎让自己失去理智。意识到这些后的他毅然决定戒烟，自那天起彻底告别了香烟。

上述两个故事都发生在没有烟的环境里，再加上其他因素就促成了戒烟。

5. 戒烟门诊常用的 5A 戒烟法

如前所述，戒烟门诊的主要任务与职责是对烟民开展戒烟咨询、健康教育、戒烟指导、行为干预、心理干预、药物治疗和戒烟评估。戒烟门诊医生最常用的戒烟方法之一是"5A 戒烟法"，即帮助戒烟者的 5 个步骤：询问（Ask）、建议（Advice）、评估（Assess）、帮助（Assist）和安排随访（Arrange follow-up）。因为对应这 5 个词的 5 个英文单词的首字母都是"A"，故简称为"5A 戒烟法"。

询问。医生与前来门诊的吸烟者进行交流与沟通，并询问吸烟者既往吸烟情况。这一步是了解吸烟者的吸烟史，对于有效指导其戒烟是十分重要的。个体化指导，不仅是成功干预（医生建议和治疗）的切入点，而且是医生选择适当干预措施的依据。在此过程中医生应初步了解吸烟者的戒烟意愿与决心。

建议。用科学知识与实际例子积极劝说吸烟者戒烟。在完成识别吸烟状况后，依据此对象情况和态度，提出适合该对象的个性化戒烟建议。所谓个性化，就是依据吸烟者年龄、身份、健康状况、吸烟史、吸烟行为、周围环境等特点提出戒烟建议。不论对象戒烟意愿强弱，医生都要反复强调戒烟的重要性，有针对性地解释戒烟的理由。

评估。评估吸烟者戒烟动机与意愿。戒烟动机与决心大小对戒烟成败至关重要，戒烟只有在吸烟者确实想戒烟的前提下才能够成功。

帮助。明确戒烟意愿后，对于有意戒烟者，可以提供具体的戒烟帮助，包括制订戒烟计划、处理戒断症状、指导使用辅助戒烟药物、咨询指导服务等方面。重点是制订好戒烟计划，个性化、合理可行的戒烟计划，可增加戒烟成功率。

安排随访。随访可强化戒烟效果。戒烟后的第 1 个月内，戒断症状较严重，更应注意随访，一般要求在 1 周、2 周、1 月的时间点进行随访。此后，在 2 个月、3 个月和 6 个月时，还应安排随访。必要时调整随访频次。随访的形式有戒烟门诊复诊和电话随访。随访中，对坚持戒烟者要给予表扬和鼓励，要帮助戒烟失败者分析失败原因，并提供下一步戒烟指导。